ISBN 9783839123898
Deutsche Nationalbibliothek
Herstellung und Verlag: Books on Demand GmbH, Norderstedt

Layout & Satz: fremuth martina
Druck: books on demand
printed in germany

Andrea Gurr

# Altersschwerhörigkeit als besondere Herausforderung der Sozialen Arbeit

PRAXIS

METHODE

LEHRE

# Vorwort Herr Prof. Dr. Clemens Dannenbeck

Als mir Andrea Gurr zum ersten Mal von ihrer Absicht berichtete, im Rahmen ihrer Diplomarbeit *Altersschwerhörigkeit als besondere Herausforderung für die Soziale Arbeit* zu thematisieren, war ich überrascht und erfreut zugleich.

Überrascht, weil es (leider) eher eine Ausnahme darstellt, dass Studierende der Sozialen Arbeit sich in Ihrem Studium mit Fragen des Alters und der Arbeit mit älteren Menschen auseinander setzen wollen.

Erfreut, weil bei Andrea Gurr zu erwarten war, dass eigene professionelle Erfahrungen, inhaltliches Interesse und sozialpolitisches Engagement eine für das Gelingen ihres Vorhabens fruchtbare Konstellation bilden würden.

Die mit dieser Veröffentlichung vorliegende Arbeit löst diese Erwartung ein. Der Hinweis auf den demografischen Wandel in unserer Gesellschaft genügt, um deutlich zu machen, welche Relevanz das hier aufgegriffene Thema für die Gesellschaft im Allgemeinen und die Soziale Arbeit im Besonderen besitzt. Ältere Menschen werden jedoch – durchaus auch in so mancher sozialpädagogischen Fachliteratur - häufig immer noch primär als Träger von Defiziten betrachtet. Dagegen macht Andrea Gurr immer wieder geltend, wie wichtig es ist, ressourcenorientiert zu denken und zu handeln.

Die Barrieren, mit denen es Menschen mit Altersschwerhörigkeit zu tun haben, sind an den sozialen Realitäten festzumachen, nicht an Persönlichkeitsmerkmalen der Betroffenen. Erst ein solcher Ansatz macht die sozialpolitische Bedeutung der Thematik deutlich und dem Leser / der Leserin bewusst, dass die Soziale Arbeit ihren Anspruch, hier kritisch Position zu beziehen, nicht unterlaufen darf.

Als Beispiel sei auf den Zusammenhang zwischen Altersschwerhörigkeit und Demenz verwiesen, der hier als sozialer Prozess betrachtet wird. So kann diese Arbeit nicht nur als eine gut zugängliche Informationsgrundlage, sondern auch als konstruktiver Ansatzpunkt für sozialarbeiterische Interventionen gelesen werden.

Es ist aufschlussreich zu lesen, welche Möglichkeiten Andrea Gurr für die Soziale Arbeit mit Senioren und Seniorinnen entdeckt, wobei die Anwendbarkeit der Vorschläge gegenüber ihrer wissenschaftlich-theoretischen Begründung deutlich im Vordergrund steht. Die Falldarstellung von Herrn XY liest sich dabei sicherlich ebenso spannend, wie sie zu einer kritischen Diskussion herausfordern.

Es bleibt zu wünschen, dass die vorliegende Veröffentlichung einem breiten Kreis von in der Praxis Handelnden als Anregung zur reflektierenden Auseinandersetzung dienlich ist.

*Prof. Dr. Clemens Dannenbeck, August 2009*

I   Einleitung ————————————————— 5

II  Funktion des Gehörs und mögliche Störungen ——— 7

2.1 Außenohr ——————————————— 7

2.2 Mittelohr ——————————————— 9

2.3 Innenohr ——————————————— 11

2.4 Reizleitung ——————————————— 14

2.5 Luftleitung und Knochenleitung ——————— 17

2.6 Zentrale Hörstörung —————————— 17

III Definitionen ————————————— 20

3.1 Definition Schwerhörigkeit ————————— 20

3.2 Definition Gehörlosigkeit ————————— 21

3.3 Definition Altersschwerhörigkeit/ Presbyakusis ——— 21

IV  Hilfsmittel ———————————————— 23

4.1 Deutsche Gebärdensprache- DGS ——————— 24

4.2 Lautsprachbegleitende Gebärden- LBG und
lautsprachunterstützende Gebärden LUG ———— 26

4.3 Gebärden- unterstützte Kommunikation GuK ——— 27

4.4 MAKATON ——————————————— 27

4.5 Lippenlesen ——————————————— 28

4.6 Hörgeräte ——————————————— 29

V   Folgen der Altersschwerhörigkeit ———— 32

5.1 Isolation ——————————————— 32

5.2 Misstrauen ——————————————— 34

5.3 Orientierungsschwierigkeiten ————————— 36

5.4 Verlust von Lebensqualität ————————— 36

5.5 Depressionen ———————————————— 38

5.6 Einschränkung der kognitiven Fähigkeiten ——— 39

# VI Altersschwerhörigkeit und Demenz — 41

6.1 Diagnosekriterien für Demenz — 41

6.2 Vergleich der Symptome der Demenz und der — 42
Altersschwerhörigkeit

# VII Soziale Arbeit mit Seniorinnen und Senioren — 44

7.1 Annehmen des Alters — 47

7.2 Sinnvolle Freizeitbeschäftigung — 48

7.3 Erhalt von Ressourcen — 50

7.4 Erhalt der kognitiven Leistungsfähigkeit — 51

7.5 Förderung der Kommunikation — 51

7.6 Trauerbegleitung — 53

7.7 Biografiearbeit — 54

7.8 Angehörigenarbeit — 57

7.9 Verbesserung und Erhalt der Lebensqualität — 59

# VIII Falldarstellung Herr XY — 60

# IX Altersschwerhörigkeit versus alte Schwerhörige — 79

# X Möglichkeiten und Aufgaben der Sozialen Arbeit — 83

10.1 Maßnahmen zur Verbesserung des (Wohn-) Umfelds — 83

10.2 Technische Hilfsmittel — 85

10.3 Gesprächssituationen — 87

10.4 Unterstützung beim Umgang mit der Schwerhörigkeit — 90

10.5 Altersschwerhörigkeit und Pflege — 91

10.6 Entspannungsübungen — 92

10.7 Wer nicht hören kann muss fühlen — 94

# XI Zusammenfassung/ Resümee — 96

Literaturliste — 98

# I Einleitung

Seit mehreren Jahren arbeitet die Verfasserin in der Seniorenhilfe. Überwiegend im Bereich „Betreutes Wohnen" und „Betreutes Wohnen Zuhause", aber auch in der Stationären Seniorenhilfe, im Pflegeheim. In der Arbeit mit den Seniorinnen und Senioren zeigt sich immer wieder, wie zentral das Thema „Hören" ist. Bei vielen Angeboten erweist sich die Schwerhörigkeit als großes Problem.

Die Verfasserin möchte sich in diesem Buch mit dem Problem der sogenannten Altersschwerhörigkeit auseinandersetzen. Um verstehen zu können warum das Thema so viele betrifft, ist es unerlässlich zu wissen, wie das Hören beziehungsweise das Gehör überhaupt funktioniert. Aus diesem Grund beginnt dieses Buch mit einigen Worten zum Hören. Im Anschluss werden dann einige Begriffe geklärt, die für das weitere Verständnis grundlegend sind.

Soziale Arbeit mit Seniorinnen und Senioren, das heißt häufig auch Soziale Arbeit mit Altersschwerhörigen. Leider findet sich zu diesem Thema aber nur sehr wenig Literatur und kaum Methoden zum Umgang mit den Betroffenen.

Besonders schwierig ist das Thema Altersschwerhörigkeit, wenn zusätzlich noch eine demenzielle Erkrankung auftritt. Selbst in der Ausbildung der Altenpflegerinnen und Altenpfleger wird das Thema Altersschwerhörigkeit lediglich gestreift.

Warum das so ist und ob es nicht vielleicht doch Möglichkeiten geben kann um den Umgang mit Altersschwerhörigen zu verbessern, auch damit möchte ich mich im Folgenden auseinander setzen.

Die meisten Menschen würden auf die Frage „der Verlust welchen Sinnes wäre für Sie am schlimmsten?" antworten: „das Sehen". Tatsächlich sind wir überwiegend „Sehmenschen", unsere Welt ist sehr auf visuelle Reize ausgerichtet. Von Helen Keller (1880- 1968), einer taubblinden Amerikanerin, ist das Zitat überliefert:

> *„Blindheit trennt von den Dingen, Taubheit von den Menschen."* (Mein Weg aus dem Dunkel)

Diese Aussage führt zu der zentralen Frage dieser Arbeit. Welche Auswirkungen hat die Altersschwerhörigkeit (auch in Abgrenzung zu der Schwerhörigkeit von Geburt oder Jugend an) auf die Betroffenen und welche Sekundärerkrankungen sind möglicherweise zu erwarten?

Mit welchen Hilfsmitteln und Methoden kann (und muss) der Problematik seitens der Sozialen Arbeit begegnet werden?

# II Funktion des Gehörs und mögliche Störungen

Das Wissen um die Vorgänge, die das Hören ausmachen, ist essentiell für das Verständnis der Entstehung und der Häufigkeit der Altersschwerhörigkeit. Ein kurzer Überblick ist, in den Augen der Autorin, in diesem Zusammenhang dennoch ausreichend, da ein tieferer Einblick nicht mehr Erkenntnis für die Soziale Arbeit bringt.

Das Hören ist ein komplexer Vorgang. Die verschiedenen daran beteiligten Bereiche können auch (bei Dysfunktion) verschiedene Formen der Schwerhörigkeit verursachen und bedürfen unterschiedlicher Behandlung.

## 2.1 Außenohr

*„Luftschwingungen, die wir als Schall wahrnehmen, gelangen zunächst in das Außenohr, das aus Ohrmuschel und äußerem Gehörgang besteht (...). Dabei wirkt die Ohrmuschel wie ein Trichter und sorgt gleichzeitig dafür, dass Wind und kleinere Luftbewegungen nicht zu sehr im Ohr rauschen. Die Fähigkeit, die Ohren anzulegen, sie zum Schall auszurichten oder zu spitzen, hat der Mensch im Laufe der Evolution zwar verloren (nur wenige können ihre Ohrmuscheln ein wenig bewegen); gewonnen hat der Homo sapiens allerdings auch: Der Gehörgang ist so gebaut, dass er den Schall durch Resonanz verstärkt,*

7

*eine wichtige Voraussetzung für das Verstehen von Sprache mit ihrem besonderen Frequenzbereich."* Brüser, 2005, Seite 12f Hiermit erklärt sich auch, warum viele Menschen mit einer leichten Hörminderung zunächst der Sprechenden/ dem Sprechenden immer ein bestimmtes Ohr zuwenden. Bei einer fortgeschrittenen Hörminderung wird häufig versucht, mit der Hand, als vergrößertem Trichter, mehr Schall einzufangen.

Hörstörungen, deren Ursache im Außenohr begründet sind, kommen häufiger vor als man erwarten würde.

*„Die häufigste Ursache für eine Schwerhörigkeit aufgrund eines krankhaften Vorgangs am äußeren Ohr ist zweifellos der Ohrschmalzpfropf (Cerumen)."* Hamann, Schwab, 1991, Seite 59

Hierbei handelt es sich um eine Verstopfung des Gehörgangs durch Ohrenschmalz. Im Regelfall reinigt sich das Außenohr selbst und das Cerumen wird von alleine nach außen transportiert. Durch den Gebrauch von Wattestäbchen, und besonders auch bei Hörgeräteträgern, kann es jedoch vorkommen, dass das Ohrenschmalz in Richtung des Trommelfells geschoben wird und letztlich den gesamten Hörgang verschließt. Die Entfernung des Ohrschmalzpfropfes sollte unbedingt der Ohrenärztin/ dem Ohrenarzt überlassen bleiben.

Der Gang zur Ohrenärztin/ zum Ohrenarzt ist auch dann notwendig, wenn der Gehörgang sich entzündet hat. *„Weil das Tragen von Ohrstöpseln oder Hörgeräten zu vermehrtem Schwitzen und Hautreizungen führt, entsteht auch dadurch leicht eine Entzündung oder Infektion des Gehörgangs."* Brüser, 2005, Seite 52 f

Bei Seniorinnen und Senioren kann es durchaus auch möglich sein, dass sich Fremdkörper im Ohr befinden, seien es Wattekügelchen oder Reste von Ohropax. Hier gilt, wie eigentlich immer, nicht versuchen den Gegenstand zu entfernen, sondern die Ohrenärztin/ den Ohrenarzt zu konsultieren.

## 2.2   Mittelohr

*„Nach seinem Weg durch den Gehörgang trifft der Schall zunächst auf das dünne Trommelfell, die Grenzfläche zum Mittelohr. Von dort wird er direkt auf die drei winzigen Gehörknöchelchen in der luftgefüllten Paukenhöhle des Mittelohrs übertragen. Die Knöchelchen- Kette aus Hammer, Amboss und Steigbügel sorgt für eine etwa 20-fache Verstärkung des Schalls und eine gute Übertragung an das Innenohr. Gefährlich laute Töne können im Mittelohr auch abgeschwächt werden, bevor sie zum Innenohr gelangen. Andere werden möglicherweise besonders verstärkt (...). Die Luftmenge in der Paukenhöhle wird durch die Ohrtrompete— auch Tube oder eustachische Röhre genannt— geregelt.*

9

*Sie verbindet das Mittelohr mit dem Nasen- Rachen- Raum*
*und sorgt dafür, dass auf beiden Seiten des Trommelfells der*
*Luftdruck gleich ist. Das klappt nicht immer, zum Beispiel,*
*wenn bei Schnupfen diese Tube durch Sekret verstopft ist."*
Brüser, 2005, Seite 13f

Jeder kennt das Gefühl, wenn man im Flugzeug oder im
Schilift sitzt und plötzlich „das Ohr zugeht". Die eigene Stimme wird ganz anders wahrgenommen und Außengeräusche
dringen nur dumpf und abgeschwächt durch. In der Regel
verschwinden diese Erscheinungen schnell wieder, schleim-
hautabschwellende Medikamente können hier unterstützend wirken.

In Fällen chronischer Sinusitis kann es zu einem Paukener-
guss kommen. Hinter dem Trommelfell staut sich dabei
Schleim. Das Sekret hindert das Trommelfell am Schwingen
und führt zu verminderter Hörleistung. Im schlimmsten Falle
kommt es sogar zu einer Perforierung des Trommelfelles.
Zwar verheilt diese Öffnung meist problemlos von selbst,
hinterläßt aber auch Narbengewebe, das nicht mehr so
flexibel ist. vgl. Hamann, Schwab, 1991, Seite 65f

*Der berühmte Komponist Ludwig van Beethoven*
*litt stark unter Otosklerose.*

Weitaus unangenehmer und schmerzhafter ist die Mittelohr-entzündung (Otitis Media), die bei Erwachsenen weit weni-ger häufig vorkommt als bei Kindern. Bei Seniorinnen und Senioren aber, die zu Mittelohrentzündungen neigen, kann es dazu führen, dass Hörgeräte abgelehnt werden, weil sie, durch die reduzierte Belüftung, immer wieder Entzündungen provozieren können.

Die Otosklerose tritt vermehrt bei Frauen auf, meist im Alter zwischen 20 und 40 Jahren. Bei dieser Erkrankung kommt es zu einer Verkalkung und Verknöcherung der Gehörknöchel-chen, überwiegend ist der Steigbügel betroffen, der operativ entfernt und durch einen künstlichen ersetzt werden kann. Die Otosklerose macht sich bemerkbar durch zunehmende Schwerhörigkeit und Tinnitus (Ohrgeräusche).

## 2.3    Innenohr

*„Das Innenohr befindet sich hinter einer weiteren feinen Schei-dewand. Dort, wo das letzte Gehörknöchelchen, der Steigbü-gel, auf diese Membran trifft, heißt sie ‚ovales Fenster'. Zum Innenohr gehören die Bogengänge, die für unser Gleichgewicht sorgen, und die Hörschnecke (Cochlea), die etwa erbsengroß ist und tatsächlich wie ein Schneckenhaus aussieht (...). Drei mit Flüssigkeit gefüllte Kanäle laufen parallel durch die Windungen dieses winzigen knöchernen Gebildes.*

*Durch einen der Kanäle werden die Schallwellen- die am ovalen Fenster vom Steigbügel auf die Flüssigkeit übertragen werden und ganz kleine Wellenbewegungen auslösen- in Richtung Spitze geschickt. In einem zweiten laufen diese Wanderwellen zurück zum Mittelohr. Zwischen den beiden Kanälen liegt im dritten Kanal das eigentliche Hörorgan, das cortische Organ. Auf seinem Boden, der Basiliarmembran, sitzen in vier Reihen rund 15 000 Sinneszellen. Sie alle sind mit feinen Härchen (Zilien) ausgestattet- ‚Haarzellen' werden sie daher genannt (...).*

*Die Haarzellen sind für das Hören verantwortlich und dass sie in Reihen angeordnet sind ist kein Zufall. Die Wellenbewegungen im flüssigkeitsgefüllten Innenohr verlaufen nämlich unterschiedlich. Jede Schallfrequenz produziert ihre eigene Wanderwelle. Das heißt, beim hohen C verläuft sie anders als beim etwas höheren hohen D. Nur dort, wo der Ausschlag der Wellenbewegung besonders stark ist, werden die Haarzellen gereizt. Die Konsequenz ist, dass bestimmte Zellen in der Reihe für bestimmte Frequenzen verantwortlich sind. Sind diese aber zerstört, kann die zugehörige Frequenz nicht mehr gehört werden. Die Töne ‚fallen weg'.*

*An dem speziellen Bau der Hörschnecke liegt es, dass hohe Töne die Haarzellen am Eingang reizen; je tiefer die Töne sind, desto näher zur Schneckenspitze liegen ihre Rezeptoren(...)."*
Brüser, 2005, Seite 14 und 16

Besonders das Sprachverständnis leidet unter dem Verlust der hohen Frequenzen. Hier sprechen wir von der Alters- schwerhörigkeit, der so genannten Presbyakusis. Mittlerwei- le gibt es zunehmend aber auch bereits ganz junge Men- schen, die unter Innenohrschwerhörigkeit leiden.

Moderne Kopfhörer leiten den Schall beinahe ohne Verluste ins Ohr. Die Härchen der Haarzellen brechen wie Getreide im Sturm und wachsen nie mehr nach. Dauerlärm und Stress tun das ihre dazu. Weitere Ursachen sind ototoxische Medi- kamente (zum Beispiel auch die Anti- Baby- Pille und Acetyl- salicylsäure, besser bekannt unter seinem Markennamen "Aspirin ®"), Erkrankungen wie Diabetes mellitus und Hyper- tonie, aber auch ganz normale Alterungsprozesse.

Es gibt keine gesicherten Zahlen zur Altersschwerhörigkeit, man geht aber davon aus, dass mittlerweile zwischen 30% und 40% aller Menschen über 65 hörgeschädigt sind. vgl. Erd- mann, 2008

Altersschwerhörigkeit ist nicht heilbar, eine Versorgung mit Hörgeräten leistet den Betroffenen aber sehr gute Dienste und ist unbedingt zu fördern.
Immer häufiger tritt der Hörsturz auf; er wird auch als Infarkt im Innenohr bezeichnet. Die Ursachen sind bislang unge- klärt, auch wenn der Hörsturz landläufig als Folge von Stress

gedeutet wird. Bei Tinnitus, Ohrgeräuschen, ist die Ursache ebenfalls noch nicht geklärt, aber auch hier wird Stress und eine Überlastung des Gehörs durch Dauerlärm als Auslöser diskutiert, aber auch Schwierigkeiten mit der Halswirbelsäule oder den Zähnen. Auch Zähneknirschen kann ursächlich beteiligt sein. Zu ergänzen wären noch einige Erkrankungen des Innenohres, die ebenfalls zu Schwerhörigkeit und auch Schwindel führen können. Diese haben zwar durchaus Relevanz für die Arbeit mit Seniorinnen und Senioren, würden aber diesen Rahmen sprengen.

Die letztendliche Verarbeitung des Schalls und die Umwandlung in Sprache ist zwar nicht mehr ganz so wichtig für das Verständnis der Altersschwerhörigkeit, spielt aber dann doch noch eine Rolle im Umgang mit dementen Seniorinnen und Senioren. Deshalb möchte die Verfasserin, auch der Vollständigkeit halber, diesen Teil noch einfügen.

## 2.4 Reizleitung

*„Der Hörnerv enthält 30 000 Fasern, von denen 95 Prozent vom Ohr zum Gehirn ziehen und 5 Prozent in die entgegengesetzte Richtung- also ins Gehör. Diese absteigenden Nervenfasern sorgen dafür, dass der Höreindruck verfeinert und lauter Schall erträglich wird (solange er nicht extrem laut ist). Das Prinzip: So wie die Saite einer Violine mehr oder weniger gespannt sein kann, so können sich auch die Strukturen des*

*Hörorgans straffen und ihre Empfindlichkeit verändern. Was das Gehör registriert, ist zunächst bedeutungslos. Drei Stationen im Gehirn geben dem Schall so etwas wie Sinn und Verstand: Zuerst gelangen die elektrischen Nervenimpulse in den Hirnstamm. Dieser sorgt dafür, dass zum Beispiel ein schriller Schrei uns reflexartig reagieren lässt. Dann wird der Reiz auf beide Seiten des Gehirns in verschiedene Verarbeitungszentralen geschickt, die für die emotionale Bewertung zuständig sind: Die Stimmlage des Demagogen fesselt den Zuhörer, die Musik Beethovens fasziniert ihn und Meeresrauschen wirkt auf viele entspannend. Letzte Instanz ist schließlich die Hörrinde im Großhirn, wo das Gehörte verarbeitet und mit den vielen tausend akustischen Mustern verglichen wird, die wir im Laufe des Lebens wahrnehmen und abspeichern. Dort wird die Sprache verstanden, dort ist gespeichert, wie eine Nachtigall flötet, wie das Signal der Feuerwehr klingt oder auf welche Weise welcher Freund am Telefon ,Hallo' sagt."* Brüser, 2005, Seite 16f.

Gerade Menschen mit Demenz haben, besonders im fortgeschrittenen Stadium der Erkrankung, Schwierigkeiten, Sprache zu verstehen. Sehr wichtig ist deshalb die Art und Weise, wie gesprochen wird.

Freundliche Worte werden nicht als solche verarbeitet, wenn sie, beispielsweise weil der/ die Betroffene schwer hört, eher geschrieen werden.

Hier ist dann besonders darauf zu achten, dass die Melodie des gesprochenen Wortes weit wichtiger ist als der Inhalt.

*„Schallinformationen wandern als elektrische Nervenimpulse nicht nur aufwärts, vom Ohr zur Hirnrinde. Es gibt- wie schon erwähnt- auch Botschaften, die vom Gehirn aus absteigen und die Arbeitsweise des Gehörs binnen weniger Millisekunden beeinflussen. Wenn es zum Beispiel besonders laut ist, können die Verbindungen zwischen den Gehörknöchelchen kurzfristig versteifen.*

*Dieser Vorgang, der als Stapediusreflex bezeichnet wird, schützt das Gehör allerdings nicht perfekt vor lauter Dauerbeschallung und den technisch erzeugten Lautstärken die heute möglich sind. Denn der Reflex setzt mit einer minimalen Verzögerung ein, das ist seine biologische Reaktionszeit, und er ermüdet nach ein paar Minuten. Daher schützt er nicht vor einem Knall und lauter Dauerbeschallung. Auch die äußeren Haarzellen können so voreingestellt werden, dass das Hörorgan- das cortische Organ- nicht so leicht überreizt und geschädigt wird. Die Kompensationsmöglichkeiten sind aber begrenzt."* Brüser, 2005, Seite 17f

## 2.5 Luftleitung und Knochenleitung

*„Neben der Luftleitung über das Außenohr gibt es auch noch einen anderen Weg, auf dem Schall bis in das Innenohr gelangt: Alle Schallwellen wirken auch direkt auf unseren Schädelknochen, versetzen ihn in leichte Schwingungen und reizen- vermittelt über Flüssigkeitsbewegungen- die Haarzellen im Innenohr. Allerdings ist diese Knochenleitung längst nicht so effektiv wie die Luftleitung. Deshalb kommt uns die eigene Stimme fremd vor, wenn sie zum Beispiel vom Tonbandgerät aufgezeichnet und wieder abgespielt wird: Es fehlt der Schallanteil, den wir beim Sprechen über die Knochenleitung wahrnehmen.*

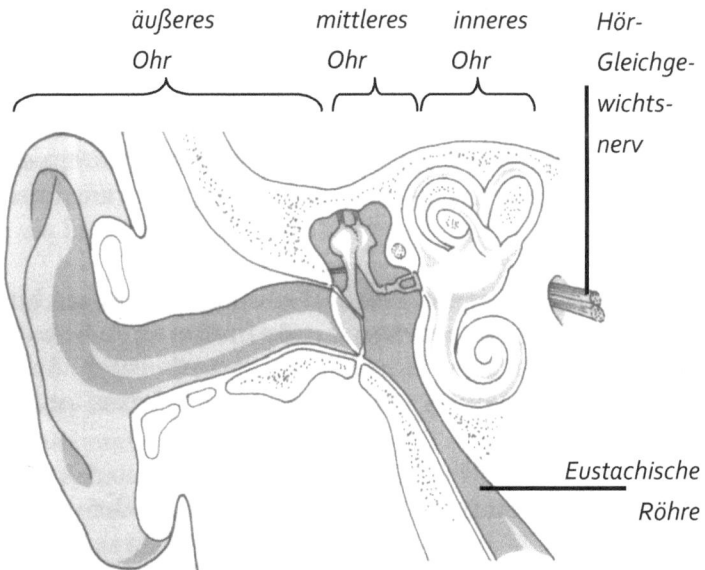

Übersichtsdarstellung des Ohres mit seinen drei Hauptabschnitten

*Der Schall muss viel stärker sein, um so gut gehört zu werden wie Schall, der über die Luft und das Trommelfell in die Cochlea gelangt. Bei einer Hörprüfung werden immer beide Schallwege überprüft und verglichen. Daraus ergeben sich Hinweise auf die Art der Erkrankung, die die Hörprobleme verursacht (...)."* Brüser, 2005, Seite 17f

## 2.6 Zentrale Hörstörung

Das Hören findet zu einem großen Teil im Gehirn statt. Die elektrischen Impulse, die der Hörnerv leitet, werden umgerechnet in die Sensation, die wir als Hören bezeichnen. Es handelt sich hierbei um einen hochkomplexen Vorgang, den die Wissenschaftlerinnen und Wissenschaftler bis heute nicht endgültig entschlüsselt haben.

Es gibt einige neurologische Erkrankungen, die mit Schwerhörigkeit einhergehen, hier seien nur Tumore, Morbus Meniere und vaskuläre Störungen genannt.

Mittlerweile gibt es auch Forschungen die untersuchen, in wie weit das Gehirn selbst für die so genannte Altersschwerhörigkeit verantwortlich ist, da ja häufig das Sprachverständnis als erstes nachlässt.

Diese Untersuchungen sind in mehrlei Hinsicht interessant. Zum einen weiß man schon seit längerer Zeit, dass eine möglichst frühe Hörgeräteversorgung wichtig ist, weil das ,

Gehirn sonst das Hören verlernt. Das heißt, dass die wieder eingehenden Signale nicht adäquat vom Gehirn „verrechnet" werden können und somit trotz guten Hörens nicht ausreichend verstanden werden.

Zum anderen stellt sich die Frage, in wie weit ein präventives Gedächtnistraining die Altersschwerhörigkeit verzögern bzw. verhindern könnte, und letztlich auch, und darauf möchte ich später noch eingehen, welche Korrelationen zwischen demenziellen Erkrankungen und der Altersschwerhörigkeit bestehen.

Zu den zentralen Hörstörungen zählen aber auch die *„willentlich oder unwillentlich vorgetäuschten Schwerhörigkeiten*." Hamann/ Schwab, 1991, Seite 95. Zum einen sind dies Menschen, die aus psychischen Ursachen nicht verstehenobwohl sie gut hören. In der Umgangssprache kennen wir den Ausdruck "ich kann das einfach nicht mehr hören", tatsächlich kann es Blockaden geben, die diesen Effekt bewirken. Zur Relevanz dieses Effektes konnte die Verfasserin keine Zahlen finden.

Die willentlich vorgetäuschte Schwerhörigkeit spielt eher eine Rolle, wenn es um den Grad der Behinderung und/ oder eine vorzeitige Berentung geht. Sie sei hier nur der Vollständigkeit halber erwähnt, eine Relevanz für die Soziale Arbeit

# III  Definitionen

## 3.1  Definition Schwerhörigkeit

Schwerhörigkeit wird meist definiert über die Ursache. Es gibt die Schallleitungsschwerhörigkeit (Außenohr, Mittelohr), die Schallempfindungsschwerhörigkeit (Innenohr, Hörnerv), kombinierte Schwerhörigkeit und die Zentrale Schwerhörigkeit (Verarbeitungsschwierigkeiten im Gehirn bei ansonsten intaktem Gehör).

Von Schwerhörigkeit wird gesprochen bei leichten Einschränkungen des Sprachverständnisses bis hin zur Gehörlosigkeit (Taubheit). Der Grad der Schwerhörigkeit, der Hörverlust, orientiert sich an der Fähigkeit Umgangssprache verstehen zu können. Eine geringgradige Schwerhörigkeit, das heißt also ein Hörverlust von 10%—40% würde bedeuten, dass normale Umgangssprache noch bis zu einem Abstand von mehr als 4m verstanden werden kann. Bei einer mittelgradigen Schwerhörigkeit, Hörverlust 40%—60%, reduziert sich das Verständnis auf einen Abstand von 1m—4m. Bei der hochgradigen Schwerhörigkeit, 60%—80%, ist nur noch ein Abstand von 0,25m- 1m möglich um noch zu verstehen. Bei der Taubheit, Hörverlust 80%—95% wird nur noch bis zu einem Abstand von 0,25 m verstanden. vgl Hamann/ Schwab, 1991, Seite 37

## 3.2 Definition Gehörlosigkeit

Von Gehörlosigkeit, oder auch Taubheit, spricht man, wenn ein Sprachverständnis nicht gegeben ist auch wenn noch ein gewisses Resthören vorhanden ist. Eine Gehörlosigkeit die erst nach dem Spracherwerb eintritt, wird als Spätertaubung bezeichnet.

Der Begriff der Taubheit wird heute nicht mehr so häufig verwendet, sondern eher der Begriff der Gehörlosigkeit, weil dieser weniger abwertend empfunden wird.
(Taubheit, englisch deafness, kommt aus dem gleichen Wortstamm wie „doof", tatsächlich heißt im niederländischen „taub" auch „doof")

## 3.3 Definition Altersschwerhörigkeit/ Presbyakusis

Altersschwerhörigkeit ist keine eigenständige Erkrankung oder festgelegte Hörstörung, viel mehr handelt es sich, wie bereits geschildert, um einen Sammelbegriff. Unter dem Begriff der Altersschwerhörigkeit werden verschiedene Hörstörungen subsummiert, deren Ursache im Innenohr liegen. Altersschwerhörigkeit deshalb, weil diese Hörstörungen durch verschiedene Altersprozesse bedingt sein können und gehäuft in höherem Lebensalter auftreten.

*„Altersveränderungen in der Anatomie und Physiologie des Hörsystems beeinflussen die individuelle Hörleistung. Älteren Personen fällt es schwerer, einfache, niedrigschwellige Reize zu erkennen, geringe Frequenz- oder Intensitätsunterschiede wahrzunehmen, Hintergrundgeräusche auszublenden oder den Ort einer Geräuschquelle zu lokalisieren.*

*Man weiß z.B., dass etwa die Hälfte der 60- Jährigen deutliche messbare und dauerhafte Hörverluste typischerweise bei hohen Frequenzen hat. Bei den 75—79 jährigen weisen sogar 83% diese Hörverluste auf.*

*Erste Hördefizite können bei Männern bereits etwa ab 30 und bei Frauen ab 50 Jahren beobachtet werden.*

*Für den weiteren Verlauf der Hörleistung scheint der Verlust hoher Frequenzen prädiktiv zu sein, d.h. je mehr höhere Frequenzen bereits in jüngeren Jahren beeinträchtigt sind, desto stärker fällt der fortschreitende Verlust aus. Diese Veränderungen erschweren das Hören und die Informationsaufnahme letztlich auch in Alltagssituationen. Im Frequenzbereich der gesprochenen Sprache treten starke Altersunterschiede allerdings erst ab etwa 80 Jahren auf, und dies insbesondere bei erschwerter Wahrnehmung durch Hintergrundgeräusche, bei zeitlich verzerrter (verzögerter) Sprache oder bei der Verarbeitung schneller Sprache."* Martin/ Kliegel, 2008, Seite130

Die Presbyakusis trifft mittlerweile, wie bereits geschildert, auch immer mehr jüngere und ganz junge Menschen.

> *Deshalb möchte ich für diese Arbeit eine eigene Definition der Altersschwerhörigkeit formulieren, als eine Form des (zunehmenden) Hörverlustes in fortgeschrittenem Lebensalter, meist beginnend mit dem Verlust der hohen Frequenzen und eingeschränktem Sprachverständnis, besonders im Störschall, also bei Nebengeräuschen.*
> vgl. auch Pschyrembel, 1994, Seite 46

# IV  Hilfsmittel

Es gibt eine ganze Reihe von Hilfsmitteln für Menschen mit Hörschädigung. In diesem Absatz möchte die Verfasserin sich ausschließlich mit den verschiedenen alternativen Kommunikationsformen, sowie den Hörgeräten auseinandersetzen. Auf spezifischere Dinge, wie etwa das Cochlea—Implantat, möchte die Verfasserin im Rahmen dieses Buches nicht näher eingehen, weil es sich hier um eine Operation handelt, die mit der Altersschwerhörigkeit nicht in Zusammenhang steht.

Auf technische Hilfsmittel wie etwa Lichtwecker und Türklingeln mit visuellem Signal, möchte die Verfasserin auch nicht näher eingehen. Bei Seniorinnen und Senioren ist nicht selten auch das Sehvermögen eingeschränkt, Lichtreize zeitigen deshalb nicht immer Erfolg. Hinzu kommt, dass sich

deren Funktion und Nutzen selbst erschließen und daher-
nach Meinung der Autorin keiner weiteren Schilderung mehr
bedürfen. Weitere technische Hilfsmittel sollen an späterer
Stelle erläutert werden, weil Seniorinnen und Senioren für
deren Nutzung meist Unterstützung brauchen.

## 4.1   Deutsche Gebärdensprache- DGS

Die Deutsche Gebärdensprache der Gehörlosen (DGS) ist
eine eigenständige Sprache und in Deutschland seit 2002
offiziell anerkannt, im Rahmen des Behindertengleichstel-
lungsgesetzes.

In der DGS gibt es einige „natürliche" Gebärden, das heißt,
dass beispielsweise die Gebärde für „Trinken" tatsächlich
auch für jedermann erkennbar ein „Trinken" darstellt. DGS
ist aber, *„nicht wie die Pantomime an konkrete oder bildhaft
darstellbare (ikonische) Inhalte gebunden. Wer Gebärdensprache gut beherrscht, kann darin ebenso gut komplexe und abs-
trakte Ideen ausdrücken, wie dies in der gesprochenen Form
möglich ist (...)."* Boyes Braem, 1995, Seite 14

Entgegen der landläufigen Meinung ist DGS keine Weltspra-
che, im Gegenteil, es gibt auch hier Dialekte und regionale
Unterschiede, dennoch ist eine Verständigung über die Lan-
desgrenzen hinaus durchaus möglich.

DGS ist, wie jede andere Sprache auch, eng mit der Kultur
der Gehörlosen verbunden. Das Erlernen von DGS bedeutet
also ein Umdenken in eine andere Kultur, es kann nicht

einfach eins zu eins übersetzt werden, schon deshalb nicht, weil DGS auch eine ganz eigene Grammatik hat. Das „Sprechtempo" bei DGS und gesprochener Sprache ist in etwa gleich, da nicht Wort für Wort gebärdet wird, sondern eben in zusammenhängenden Bildern.

Gebärdensprache wird in aller Regel genutzt von Menschen, die seit Geburt gehörlos sind oder in jungen Jahren das Gehör verloren haben. In den Kreisen der Gehörlosen und Spätertaubten wird sehr viel diskutiert über die Gebärdensprache. Die einen sehen DGS als Teil ihrer Kultur und als Möglichkeit sich frei entfalten zu können, andere wiederum sehen DGS als Barriere zu den Hörenden und als Abschottung. Die Diskussion weiter zu kommentieren würde jedoch den Rahmen dieses Buches sprengen.

Menschen mit Altersschwerhörigkeit werden nur sehr selten auf DGS als Hilfsmittel zurückgreifen können. Das Erlernen einer vollkommen unabhängigen Sprache ist für die meisten Seniorinnen und Senioren wohl zu schwierig. DGS hat aber auch einen weiteren entscheidenden Nachteil: Es wird ausschließlich verstanden von anderen, der DGS mächtigen.

*Die regionalen Fernsehsender strahlen wöchentlich die Sendung „Sehen statt Hören" aus, schauen Sie doch mal rein.*

## 4.2 Lautsprachbegleitende Gebärden- LBG und lautsprachunterstützende Gebärden – LUG

Bei diesen beiden Kommunikationsformen wird die gesprochene Sprache, beinahe eins zu eins, in Gebärden umgewandelt. Die Grammatik der Lautsprache bleibt erhalten. Diese beiden Formen werden eher von Menschen genutzt die erst im Erwachsenenalter eine Hörschädigung erworben haben, lange nach dem Spracherwerb, weil sie so ihre Sprache behalten können.

Die Schwierigkeiten für alte und hochbetagte Menschen besteht auch hier darin, dass das Erlernen häufig eine Überforderung darstellt. Es fehlt aber auch der Anreiz, da diese Menschen meist nicht mehr neue Kontakte aufnehmen, sondern sich in ihrem vertrauten Umfeld besser verständigen wollen. Das Umfeld ist aber in der Regel auch damit überfordert noch Gebärden zu erlernen. Menschen, die eine Hörschädigung früher erwerben, suchen gerne andere mit ähnlichen Schwierigkeiten. Ihnen bieten LBG und LUG die Möglichkeit miteinander zu kommunizieren in einer Form, die weit weniger anstrengend ist und weit weniger Konzentration verlangt als etwa das Lippen lesen.

*Im Kapitel IX „Altersschwerhörigkeit versus alte Schwerhörige" wird auf die Thematik noch näher eingegangen.*

## 4.3 Gebärden- unterstützte Kommunikation- GuK

GuK ist eine Methode, die kleinen Kindern, beispielsweise auch mit Down- Syndrom, den Spracherwerb erleichtern soll. Es gibt verschiedene Bildkärtchen mit einfachen Gebärden, die den Kindern das Gesagte verdeutlichen sollen. Die Gebärden orientieren sich an der DGS.

Da die DGS für den genannten Personenkreis nicht geeignet ist, erweist sich auch GUK als wenig hilfreich.

## 4.4 MAKATON

Der Name leitet sich ab aus den Anfangsbuchstaben von Margret Walker, Kathy Johnston und Tony Confort. Die drei Briten haben diese Kommunikationsform gemeinsam entwickelt. Heute wird sie zunehmend in Einrichtungen für geistig behinderte Kinder genutzt. Es basiert, ähnlich dem GUK, auf einer Kombination aus Gebärden und Piktogrammen, die den Spracherwerb unterstützen und fördern sollen
Diese Methode hat sich leider auch nicht als hilfreich erwiesen für die Arbeit mit dem umschriebenen Personenkreis der Menschen mit Presbyakusis. Das Umstellen der lautsprachlich sozialisierten Seniorinnen und Senioren stellt in der Regel eine Überforderung dar. Zum anderen muss gesagt werden, dass auch hier das Hauptproblem ist, dass ja auch das gewohnte Umfeld nicht gebärdenkompetent ist und sich so ein positiver Effekt nicht unmittelbar erschließt.

## 4.5    Lippenlesen

Das so genannte Lippenlesen, also das Abschauen des Ge-
sagten vom Mundbild, macht jeder von uns mehr oder weniger. Der sogenannte Mc Gurk- Effekt macht sich bemerkbar,
wenn Filme schlecht synchronisiert sind und das Gehörte
und das Gesehene nicht zusammenpassen. vgl. auch Wenzel,
2004.

So perfekt wie in manchen Spionagefilmen dargestellt, funktioniert das Lippenlesen allerdings nicht. Von dem Mundbild
ablesen kann man etwa 11 Laute, das heißt, dass man sich
zwei Drittel aus dem Zusammenhang erschließen muss.
Wörter wie: Mutter und Butter, Kabel und Gabel oder auch
grün und rot sind visuell nicht zu unterscheiden, ein H, K, N
sind nicht zu sehen. Mit etwas Übung und bei guten Rah-
menbedingungen ist das Lippenlesen allerdings eine wichtige Unterstützung bei der Kommunikation mit Hörgeschä-
digten.
Lippenlesen hat sich auch für die Arbeit mit Seniorinnen und
Senioren nur sehr eingeschränkt als hilfreich erwiesen. Neben der Tatsache, dass nicht alles eins zu eins abgelesen
werden kann, verlangt es eine hohe Konzentrationsfähigkeit. vgl. auch Erdmann/ Biel/ Pfeiffer (2008)
Es sind aber zudem noch einige andere Verhaltensregeln
und äußere Umstände zu beachten.

Wer darauf angewiesen ist von den Lippen abzulesen, muss die Möglichkeit haben den Mund des Sprechenden gut zu sehen. Das scheint zunächst selbstverständlich zu sein, tatsächlich wird dies aber häufig zu wenig beachtet. Ein Bart, ein Vollbart gar, erschwert das Lippenlesen sehr ebenso wie eine ungünstige oder unzureichende Beleuchtung. Auch ein überdeutliches Aussprechen erschwert das Lippenlesen mehr als es unterstützend wirkt. Im Laufe des Gespräches wenden wir häufig den Kopf, gerade wenn wir von etwas erzählen, das sich in einer anderen Richtung befindet.

Viele Gespräche im Alltag führen wir quasi nebenbei. Wir verrichten andere Tätigkeiten und wenden uns denen zu. Beim Tisch decken beispielsweise führen wir das Gespräch weiter, während wir vielleicht das Besteck aus einem anderen Raum holen.

## 4.6 Hörgeräte

Die moderne Technik hat auch bei der Entwicklung von Hörgeräten eine nicht unerhebliche Rolle gespielt. Das Prinzip der Hörgeräte ist aber eigentlich immer gleich. Der Schall wird über ein Mikrofon aufgefangen, verstärkt und in das Ohr geleitet. Vielleicht kann sich der ein oder andere noch an Taschenhörgeräte erinnern.

Der Empfänger entsprach hierbei einem Kästchen, etwa so groß wie eine Zigarettenschachtel, an das, wie bei einem altmodischen Walkman, ein Kabel mit einem Ohrstück verbunden ist. Diese Geräte sind mittlerweile so selten wie das Hörrohr. Ebenso komplett aus der Mode gekommen sind die Hörbrillen, hier sind das Mikrofon und der Verstärker in den Bügel der Brille eingebaut .Weitaus häufiger, besonders bei älteren Damen, sind so genannte In- dem- Ohr- Geräte (IdO-Geräte). Sie sind klein und fallen meist kaum auf. Am häufigsten sind die Hinter- dem- Ohr- Geräte, die HdO- Geräte. Ohrpassstücke und Hörgeräte gibt es mittlerweile auch in allen Farben des Regenbogens zu kaufen. Digitale Technik ermöglicht heute ein zunehmend verbessertes Hören, da durch die Digitalisierung Störgeräusche ausgefiltert und das Richtungshören verbessert werden können. Gute Hörgeräte sind teuer und die Krankenkassen zahlen lediglich ein Basisgerät, digitale Technik bleibt den Betuchteren vorbehalten. Die Hörgeräte müssen gut angepasst und gepflegt werden, der Umgang muss geübt und der perfekte Sitz gewährleistet werden, sonst kommt es zu Druckgefühl und Rückkoppelungen, die von unangenehmen Pfeiftönen begleitet sind.

Wie bereits eingangs besprochen, ist das Hören nicht nur ein rein mechanischer Vorgang, sondern auch das Gehirn ist maßgeblich beteiligt an der Hörqualität.

Heute weiß man, dass das Hören auch verlernt werden kann. Wer längere Zeit schlecht hört, der muss das Hören erst wieder erlernen. Bei Kindern wird das Anpassen eines Hörgerätes in der Regel von einem Hörtraining begleitet, was bei Seniorinnen und Senioren leider nicht der Fall ist. Hinzu kommt, dass ein Hörgerät zwar unterstützt, aber die Qualität des Hörens nie mehr die selbe sein wird wie ohne die Hörstörung. Viele Menschen verlieren dann schnell die Geduld, Bedienungsfehler und eine leere Batterie zur Unzeit führen dann leider häufig dazu, dass die Hörgeräte in der Schublade verschwinden.

Wir wissen nun also ein wenig darüber, wie das Hören funktioniert, warum so viele im Alter das Gehör mehr oder weniger stark einbüßen und welche alternativen Kommunikationsformen und Kommunikationshilfsmittel es gibt. Was aber macht eine eingeschränkte Hörfähigkeit mit den Betroffenen? Wo liegt das Interesse der Sozialen Arbeit für dieses scheinbar medizinische Problem?

*„...nur meine Ohren, die sausen und brausen Tag und Nacht fort. Ich kann sagen, ich bringe mein Leben elend zu; seit zwei Jahren fast meide ich alle Gesellschaften, weil's mir nun nicht möglich ist, den Leuten zu sagen: ich bin taub."*

Aus einem Brief Ludwig van Beethovens

# V Folgen der Altersschwerhörigkeit

Die Folgen der Altersschwerhörigkeit sind vielfältig. Die Verfasserin möchte in diesem Abschnitt einige der häufigsten, (nicht nur) im Umgang mit Seniorinnen und Senioren auftretenden, aufzeigen.

## 5.1   Isolation

Will man sich in die Lage von Menschen mit Altersschwerhörigkeit versetzen, denke man an ein voll besetztes Bierzelt mit lauter Musik und viel Lärm rundherum. Hier kann man auch als normal Hörender nur schwer einem längeren Gespräch folgen. Menschen mit Altersschwerhörigkeit geht es bereits in einem Eiscafé oder dem netten kleinen Restaurant so, dass sie kein Gespräch mehr führen können.

Angenommen, es ruft jemand an und bestellt schöne Grüße von „Nuschel Nuschel". Zuerst wird man noch nachfragen. Beim zweiten Mal versteht man wieder nur „Nuschel Nuschel". Noch einmal wird man nachfragen, schon etwas unsicherer. Ein drittes Mal fragt man nicht mehr nach. Man schämt sich, wird immer unsicherer. Auch das Gegenüber reagiert oftmals gereizt auf die nötigen Wiederholungen. In einer Großraumdiskothek wird man keine tiefschürfenden Gespräche führen, weil es zu anstrengend wäre.

Einem Menschen mit Altersschwerhörigkeit ergeht es im Alltag ständig so.

Bei der Altersschwerhörigkeit werden, wie die Verfasserin
bereits ausführlich beschrieben hat, die hohen Frequenzen
nicht mehr oder nicht ausreichend gehört, was zur Folge hat,
dass Sprache nicht mehr gut verstanden wird.

Hinzu kommt, dass Störgeräusche immer schlechter ausgefiltert werden können. Das Sprachverständnis ist aber zwin-
gend notwendig für eine gelungene Kommunikation. Als
Beispiel sei hier der Fernseher, der ohne Ton läuft, erwähnt.
Ohne die zugehörigen auditiven Signale erschließt sich die
Handlung bestenfalls oberflächlich.
Der Mensch ist ein kommunikatives Wesen. Die Sprache und
die Möglichkeit miteinander zu kommunizieren, unterschei-
det ihn grundlegend vom Tier. Es handelt sich um ein Grund-
bedürfnis, wenn auch in individuell unterschiedlicher Ausprä-
gung.

Schwerhörige sind ebenso isoliert wie Menschen, die der
Sprache nicht mächtig sind, weil sie aus dem Ausland kommen. Die Betroffenen beginnen Situationen zu meiden, geben, gerade im Anfangsstadium, den anderen die Schuld,
weil die so undeutlich sprechen. Es kommt zum Rückzug.

## 5.2 Misstrauen

Die meisten Türklingeln haben hohe Frequenzen. Nicht wenige hören die Klingel gar nicht mehr oder nur dann, wenn sie direkt daneben stehen. Die Folge ist eine zusätzliche Isolation, weil Besucherinnen und Besucher nicht hereingelassen werden können. Da die Betroffenen manchmal aber die Klingel doch hören, beginnen sie an den Aussagen ihrer Bekannten zu zweifeln. Sie reagieren mit Unglauben: „Ich war doch daheim, ich habe aber nichts gehört".

In der Gesellschaft von Menschen zu sitzen und nicht zu verstehen worüber die anderen sprechen, das kennen die meisten von uns aus dem Urlaub oder aus dem Besuch eines exotischen Restaurants. Das Gefühl, das einen beschleicht, wenn diese nicht nur angeregt reden, sondern auch anfangen zu lachen. Die Zweifel, ob sie sich nicht über einen selbst lustig machen, die könnten ja sonst etwas gesagt haben.
Man könnte auch betrogen werden. Ein Großteil der Verhandlungen wird mündlich geführt, nicht immer wird ein schriftlicher Vertrag abgeschlossen, in dem die Betroffenen nachlesen können. Hat die Verkäuferin/ der Verkäufer nicht erst einen anderen Preis genannt?

Eine Person mit gesundem Hörsinn nimmt wahr, wenn sich ihr jemand von hinten nähert. Ohne den Hörsinn ist man auf den Sehsinn angewiesen, man sieht sich öfter um.

Außenstehende mutet dies oft seltsam an, als würde die betroffene Person verfolgt. Erschrickt nun diejenige oder derjenige sehr, wenn sie/ er von hinten angesprochen wird, kann dies den Eindruck vermitteln, die Person sei überängstlich oder gar etwas verwirrt.

Missverständnisse, die durch die Schwerhörigkeit begründet sind, führen immer wieder zu unangenehmen Situationen für die Betroffene/ den Betroffenen. Terminabsprachen misslingen, es werden falsche Bewertungen vorgenommen.

„Können Sie das brauchen?" Ein neutraler Satz oder eine freche Bemerkung? Je nach dem auf welchem Wort die Betonung liegt, ist der Sinn des Satzes ein ganz anderer.

> „**Können** Sie das brauchen?"
>
> „Können **Sie** das brauchen?"
>
> „Können Sie **das** brauchen?"
>
> „Können Sie das **brauchen** ?"

Was meint der Sprecher? Ohne den feinen Unterschied in der Betonung zu hören, ist die Frage schwer zu beantworten und lässt eine Deutung in alle Richtungen zu.

Die Verfasserin denkt, an den genannten Situationen und Beispielen lässt sich gut nachempfinden wie das subjektive Erleben der Betroffenen sein mag. Es bleibt aber nicht nur bei diesen Gefühlen.

## 5.3   Orientierungsschwierigkeiten

Die Orientierung im Straßenverkehr geschieht zu einem größeren Teil als wir vermuten über das Gehör. Nicht nur die Warnsignale von Polizei, Notarzt und Feuerwehr oder die Hupe eines anderen Wagens, sondern auch andere Geräusche werden ganz selbstverständlich in unser Bild übernommen, so wie das heran nahende Auto oder der Fahrradfahrer hinter uns. Beim Überqueren der Straße spielt das Gehör eine ganz zentrale Rolle. Die Folge der Schwerhörigkeit ist zunehmende Unsicherheit. Gepaart mit altersbedingt abnehmender körperlicher Leistungsfähigkeit führt auch dies häufig zu einem kompletten Rückzug.

## 5.4   Verlust von Lebensqualität

Das Hören hat für den Menschen mehrere Funktionen. Der Hörsinn ist der erste, der uns zur Verfügung steht. Bereits im Mutterleib hört der Embryo den Herzschlag der Mutter. In den achtziger Jahren wurde das Phänomen beobachtet, dass Säuglinge sich beruhigten, wenn sie die Titelmelodie der Fernsehserie „Dallas" hörten.

Wissenschaftlerinnen und Wissenschaftler interpretierten das Phänomen in der Form, dass die Säuglinge die Melodie bereits im Mutterleib gehört hatten und spürten, dass die Mutter sich beruhigte, da diese im Fernsehsessel Platz nahm und nicht mehr herumlief oder anderen Aktivitäten nachging.

Die Stimme der Mutter, das Rauschen des Meeres, all das Dinge die uns beruhigen. Musik bringt in uns weit mehr zum Klingen als lediglich die Ohren.

Ein Spaziergang durch den Wald wird erst durch die akustischen Eindrücke komplett, sei es das Rauschen der Blätter, das Zwitschern der Vögel oder das Klopfen eines Spechtes.

Der Hörsinn ist auch der letzte unserer Sinne der erlischt. Sterbende hören bis zum letzten Atemzug , wenn auch andere Sinne, wie das Sehen, schon gebrochen sind. Neben den bereits genannten Folgen verliert die Betroffene/ der Betroffene also auch ein Stück Lebensqualität, weil auf diese als angenehm und entspannend empfundenen Sinneseindrücke verzichtet werden muss. All dies sind unmittelbare Folgen der Schwerhörigkeit. Sich die vorzustellen, fällt nicht schwer. Dazu kommen aber noch die mittelbaren, die häufig vernachlässigt werden und gerade für die Arbeit mit Seniorinnen und Senioren relevant sind. Der Verlust beziehungsweise die Einschränkung des Hörsinnes ziehen oft andere Probleme nach sich. Wir sprechen hier von sekundären Erkrankungen.

## 5.5 Depressionen

Die eingeschränkte Kommunikation führt also, wie beschrieben, häufig zu Misstrauen und Rückzug. Gerade Seniorinnen und Senioren sind hier betroffen, da ihr soziales Umfeld sich meist ohnehin einschränkt. Sie treten aus dem Berufsleben aus, sportliche Betätigung in Vereinen läßt nach, Freunde ziehen weg, Bekannte und Verwandte versterben. vgl. auch Woll-Schumacher, 1980, Seite 38 ff

Durch die Altersschwerhörigkeit ziehen sich die Menschen zusätzlich häufig aktiv von ihrem Umfeld zurück. Alte Kontakte werden abgebrochen, neue Kontakte können nur sehr schwer oder gar nicht mehr aufgebaut werden. Die Betroffenen fühlen sich unverstanden und einsam und reagieren nicht selten mit Depressionen auf diese Situation.

Das Umfeld erkennt allzu oft nicht, dass es sich bei der Depression um eine sekundäre Erkrankung handelt. Menschen mit Altersschwerhörigkeit versuchen ihre Schwerhörigkeit zu kaschieren, um nicht den Eindruck zu vermitteln "alt geworden" zu sein. Hinzu kommt, dass das Hörvermögen Tagesschwankungen unterworfen ist und auch von verschiedenen anderen Faktoren abhängt. Häufig kommt es dann zu der Einschätzung "die Oma/ der Opa hört nur, was sie/er hören will". Die Veränderungen der Person werden dem zunehmenden Alter oder der Altersdepression zugeschrieben und nicht dem Hörverlust. Tatsächlich gibt es hier korrelierende Faktoren, beispielsweise durch die eingeschränkte Konzentrationsfähigkeit bei Depressionen, mit der Folge, dass auch das Hören, besonders im Störschall, erschwert wird.

Ein anderer Faktor, der zu nennen wäre, ist das abnehmende Interesse an der Umwelt und somit eine Abkehr von den Menschen im persönlichen Umfeld, aber auch von Tätigkeiten wie dem Hören von Musik. Durch den Mangel an Übung kann der Hörverlust noch verstärkt werden. Die Betroffenen befinden sich in einem circulus vitiosus.

Der Hörverlust begünstigt eine Depression, die Depression begünstigt einen progredienten Verlauf des Hörverlustes.

## 5.6 Einschränkung der kognitiven Fähigkeiten

Eine weitere sekundäre Folge der Altersschwerhörigkeit kann auch die Einschränkung der kognitiven Fähigkeiten sein. Vgl. auch Oswald, Lehr, Sieber, Kornhuber, 2006, Seite 118 Der Mangel an akustischen Reizen, aber auch die Einsamkeit, können zu einem Deprivationssyndrom führen. *„Die soziale Deprivation nimmt ihren Lauf. Die Schwerhörigkeit hat auf den ganzen alten Menschen übergegriffen; dieser wird zunehmend im Denken, Fühlen und Sozialverhalten behindert .*

*Je länger die Deprivation anhält, umso mehr kommt es aufgrund des Reizsucheverhaltens zu einer Selbststimulation des Gehirns. Altenpflegerinnen/ Angehörige haben dann einen verwirrten alten Menschen mit Wahnvorstellungen, Angst, nestelnden oder schaukelnden Bewegungen, der ständig die selben Phrasen ruft (Echolalie), vor sich."* Höwler, 2007, Seite 79

Die Betroffenen haben zunehmend Schwierigkeiten ihren Alltag zu gestalten. Sie spüren deutlich, dass ihre kognitiven Fähigkeiten nachlassen und sie ziehen sich immer mehr zurück.

Die Hörstörung bleibt meist unbehandelt, weil die Symptome dem zunehmenden Alter zugeschrieben werden, die Symptome verstärken sich, weil die Hörfähigkeit abnimmt. Diese Korrelation führt nicht selten in einen anderen Kreislauf, den die Verfasserin hier behandeln möchte.

*Die Folgen einer Altersschwerhörigkeit sind also sehr massiv. Es handelt sich keineswegs um eine Art „Schönheitsfehler", sondern um eine ernst zunehmende Behinderung mit weit reichenden Folgen.*

# VI Altersschwerhörigkeit und Demenz

Ein Zusammenhang zwischen Altersschwerhörigkeit und Demenz scheint zunächst nicht zu bestehen, bei näherem Hinsehen korrelieren aber diese beiden Alterserscheinungen nicht selten.

## 6.1 Diagnosekriterien für Demenz

*"Auffälligkeiten bei beginnender Demenz*

- *Sozialer Rückzug,*
- *Aufgabe oder Vereinfachung früherer Interessen und Hobbies,*
- *Unflexibilität im Denken,*
- *Wortfindungsstörungen oder Wortverwendung im falschen Zusammenhang,*
- *Vermeiden schwieriger, komplexer Anforderungen,*
- *Ängstlichkeit oder hohe Nervosität bei schwierigen Anforderungen,*
- *Depressivität und Reizbarkeit,*
- *Häufige Stimmungsschwankungen,*
- *Entscheidungsunsicherheit,*
- *Verfahren oder Verlaufen in ungewohnter Umgebung,*
- *Verlegen von Dingen;"* Gunzelmann/ Oswald, 2005, Seite 124 f

*„Diagnostische Kriterien einer Demenz (ICD-10) Demenz (Foo- Fo3) ist ein Syndrom als Folge einer meist chronischen oder fortschreitenden Krankheit des Gehirns mit Störung vieler höherer kortikaler Funktionen, einschließlich Gedächtnis, Denken, Orientierung, Auffassung, Rechnen, Lernfähigkeit, Sprache und Urteilsvermögen. Das Bewusstsein ist nicht getrübt.*

*Die kognitiven Beeinträchtigungen werden gewöhnlich von Veränderungen der emotionalen Kontrolle, des Sozialverhaltens oder der Motivation begleitet, gelegentlich treten diese auch eher auf."* Gunzelmann/ Oswald, 2005, Seite 109

## 6.2 Vergleich der Symptome der Demenz und der Altersschwerhörigkeit

Im Kapitel 5 dieser Arbeit wurden bereits einige Symptome der Altersschwerhörigkeit und deren Sekundärerkrankungen beschrieben, dennoch möchte die Verfasserin hier nochmals explizit darauf eingehen, weil dieser Punkt sehr wichtig ist. Stellt sich hier doch die besondere Herausforderung für die Arbeit mit Seniorinnen und Senioren dar.

In den letzten Jahren hat in der stationären Altenhilfe die Anzahl der Bewohner mit einer demenziellen Erkrankung stark zugenommen. Die Gründe dafür sind vielfältig und auch noch nicht weit genug erforscht. Sicher ist aber, dass mit zunehmendem Lebensalter, das Risiko an einer Alzheimer Demenz zu erkranken, exponentiell ansteigt.

Betrachtet man also die Symptome der Altersschwerhörigkeit und die einer beginnenden Demenz, so erkennt man schnell, warum dieses Thema für die Soziale Arbeit mit Seniorinnen und Senioren relevant ist.

Es besteht die Möglichkeit, dass die Symptome falsch interpretiert werden. Selbst Fachleute können in einem frühen Stadium eine Demenz erst nach einer eingehenden neuropsychologischen Abklärung und eingehender Differentialdiagnostik bewerten. Vgl. auch Gunzelmann / Oswald, 2005, Seite 125

Explizit sei hier nochmals auf die Folgen der Deprivation durch die Altersschwerhörigkeit hingewiesen, wie bereits unter Punkt 5.6 dieses Buches beschrieben.

Während für die Arbeit mit Menschen mit Demenz mittlerweile sehr gute Methoden entwickelt wurden und sich immer mehr Einrichtungen auf diese Thematik einstellen, hat sich im Bereich der Altersschwerhörigkeit leider nur sehr wenig getan.

> *Nicht jede Altersschwerhörigkeit mündet in Demenz und nicht jede Demenz resultiert aus Altersschwerhörigkeit. In jedem Falle jedoch lohnt sich genaue Beobachtung.*

# VII Soziale Arbeit mit Seniorinnen und Senioren

Zur Altersschwerhörigkeit und der Problematik für die betroffenen Seniorinnen und Senioren hat die Verfasserin bereits einiges ausgeführt. Die besondere Herausforderung wird aber erst dann deutlich, wenn man weiß, was eigentliche Aufgabe der Arbeit mit Seniorinnen und Senioren ist und welche Methoden zum Einsatz kommen.

So einfach diese Fragestellung klingen mag, so schwierig ist sie zu beantworten. Soziale Arbeit mit Seniorinnen und Senioren ist meist eingebunden in eine Institution. Im Rahmen dieses Buches möchte die Verfasserin sich auf die Situation der Arbeit mit Seniorinnen und Senioren in der Stationären Altenhilfe, der Teilstationären Altenhilfe und der Ambulanten Altenhilfe begrenzen. Kommunale, kirchliche und andere Träger bieten häufig noch offene Angebote vielfältiger Art, hinzu kommen Seniorenbüros, Vereine und anderes. Diese Angebote richten sich meist an die "Generation 6o Plus", das heißt, an rüstige Menschen im letzten Lebensdrittel.

So verschieden die Arbeit in den einzelnen Bereichen auch ist, so vereint sie die Tatsache, dass es hier immer um

Menschen geht die bereits gewisse Defizite aufweisen. Defizite im Sinne einer Einschränkung der Alltagskompetenz. In den Institutionen der Gesundheitspflege hat die Soziale Arbeit meist einen schwierigen Stand. Zwischen Diagnose, Therapie und Pflege hat die Sozialarbeiterin/ der Sozialarbeiter keine definierte Nische. In den Pflegesätzen ist die soziale Betreuung nicht vorgesehen, weil das medizinische System vorherrscht.

Erst in den letzten Jahren hat der ganzheitliche Ansatz Einzug in die Pflegeheime gefunden. Seither gibt es viele gute Modelle und Methoden, meist aber in Verbindung mit gerontopsychiatrischen Wohnbereichen.

In regulären Wohnbereichen haben Sozialarbeiterinnen/ Sozialarbeiter häufig eine schwierige Position zwischen Pflege, Ergotherapie, Physiotherapie, Geragogik, Gerontologie und anderen therapeutischen und medizinischen Berufsgruppen.

In der Sozialen Arbeit hat der demographische Wandel, nach Meinung der Verfasserin, noch keinen nennenswerten Niederschlag gefunden. An der Fachhochschule Landshut ist der Schwerpunkt Altenarbeit bereits seit Jahren, mangels Interesses der Studenten, nicht mehr zustande gekommen.

Dies findet letztlich auch Ausdruck in der Berufsbezeichnung des "Sozial*päda*gogen", wenn auch der Studiengang "Soziale Arbeit und Sozialwesen" heißt.

Buchhandlungen und Bibliotheken quellen über von Erziehungsratgebern, Büchern zu Frühpädagogik, Sonderpädagogik, Ratgebern zu ADS, ADHS, LRS, Legasthenie, Dyskalkulie und so weiter. Die Auswahl der Medien zu Themen der Geragogik und Gerontologie ist dagegen meist recht übersichtlich.

Um die besondere Herausforderung der Altersschwerhörigkeit darstellen zu können ist es, nach Meinung der Verfasserin, deshalb wichtig die Aufgaben der Sozialen Arbeit mit Seniorinnen und Senioren zu beschreiben.

Wie die Verfasserin bereits ausführte, geht es im Rahmen dieses Buches um Seniorinnen und Senioren, die bereits an eine Einrichtung der Altenhilfe angebunden sind. Hieraus resultieren auch die entsprechenden Aufgaben.

Wie so häufig in der Sozialen Arbeit stellt sich auch und gerade im Bereich der Seniorenarbeit die Frage nach der Auftraggeberin/ dem Auftraggeber, die letztlich auch die Aufgaben definiert.

Ist es der Träger der Einrichtung, der Kostenträger (Bezirk, Pflegekasse, etc.), sind es die Angehörigen, die den alten Menschen unterbringen, die Politik, die Gesellschaft?

Die Verfasserin möchte auf diese, wenn auch sehr spannende, Thematik nicht weiter eingehen, sondern als Auftraggeberin/ Auftraggeber im Rahmen dieser Arbeit die Bewohnerinnen und Bewohner definieren.

## 7.1    Annehmen des Alters

Auf den ersten Blick mag diese Aufgabe etwas merkwürdig erscheinen, schließlich weiß jede/ jeder, dass sie/ er alt wird. Tatsächlich aber ist dieser Entwicklungsprozess für viele Menschen nur sehr schwer alleine zu bewältigen.

Ein Leben lang ist der Mensch bestrebt, selbstständig und unabhängig zu sein. Sobald das Kind sich als unabhängige, eigenständige Person wahrnimmt, möchte es "selber" und "alleine" agieren.

Das Denken ist meist in die Zukunft orientiert, Pläne werden geschmiedet. Gerade die Generation, mit der wir es hier zu tun haben, hat gelebt nach der Maxime "erst die Arbeit, dann das Vergnügen". Irgendwann aber kommt der Tag, an dem man sich eingestehen muss, dass der größte Teil des Lebens bereits hinter einem liegt.

Die Möglichkeiten werden weniger und die Fähigkeiten schränken sich langsam ein. Es beginnt die Phase des "noch Könnens". Fahrrad fahren, Treppen steigen, selbstständig einkaufen, kochen, die Wohnung sauber halten, all dies kann man noch.

Selbstverständlichkeiten werden plötzlich beschwerlich. Sich alleine zu waschen und anzuziehen wird zu einer Aufgabe für deren Bewältigung man plötzlich lange Zeit einplanen muss. Sich damit abzufinden, im besten Falle die Vorteile des Alters trotz der Einschränkungen zu entdecken, dies ist eine Aufgabe dieses Lebensabschnittes. Die Betroffenen dabei zu unterstützen, eine Aufgabe der Sozialen Arbeit.

## 7.2    Sinnvolle Freizeitbeschäftigung

Einen großen Teil unseres Alltags bestimmt die Arbeit. Hier ist nicht nur die Erwerbsarbeit gemeint, sondern auch die Pflege von Haus und Garten, die Anforderungen die eine Familie stellt, Betätigung in Vereinen, Freundeskreisen, Kirchengemeinden und vieles mehr.

Freizeit, in dem Sinne wie wir sie kennen, haben die Seniorinnen und Senioren von heute so nicht kennen gelernt. Viele kennen keinen "Müßiggang". Ihr Leben wurde bestimmt durch sinnvolles Tun. Frauen machten Handarbeiten, die Männer spielten Fußball oder hatten eine Werkbank im Keller und betätigten sich handwerklich.

Die Verfasserin möchte hier keine Klischees bedienen, tatsächlich aber ist eine der großen Herausforderungen Aufgaben zu finden, die nicht nur die Zeit vertreiben, sondern für die Seniorinnen und Senioren auch Sinn haben. Das Tun muss einem Zweck folgen, jenseits von Begriffen wie "Spaß".

Die Einschränkung körperlicher Fähigkeiten bringt eine Einschränkung der Möglichkeiten sinnvoller Beschäftigung mit sich. Die Hände sind nicht mehr so beweglich, die Augen nicht mehr so gut. Aufgabe der Sozialen Arbeit ist es, sowohl die Ressourcen zu erhalten als auch alternative Beschäftigungsangebote zu entwickeln und anzubieten.

Die Auseinandersetzung mit dem eigenen Leben, das „auf sich selbst zurück geworfen" sein ist für viele Menschen krisenhaft, wenn nicht gar traumatisch. Gerade diejenigen, die hart gearbeitet haben und wenig Zeit und Muße hatten, sich mit Dingen zu beschäftigen, die über den Alltag hinaus gehen, haben größte Schwierigkeiten mit dieser Phase.

Aufgabe der Sozialen Arbeit ist es hier Brücken zu schlagen, die Seniorinnen und Senioren auf ihrer Suche zu begleiten. Während einige ihren Glauben und ihre Religiosität (wieder) entdecken und daraus Trost schöpfen, beginnen andere sich für Kunst und Literatur zu interessieren. Mancher oder manchem mag es schon ausreichen ohne Schmerzen dem eigenen Tod entgegen zu sehen.

Das Akzeptieren der bloßen Existenz, einen Selbstwert erleben ohne eine Funktion zu haben, allein die Vorstellung weckt bei vielen Mensch schon Gefühle der Beklemmung. Lediglich für die letzte Lebensphase, den Sterbeprozess, sind wir bereit dies anzunehmen.

## 7.3    Erhalt von Ressourcen

Die Medizin betrachtet den Menschen in erster Linie aus der defizitären Sicht. Ausgehend vom Bild eines gesunden Menschen wird der defizitäre, weil kranke oder behinderte, Mensch behandelt.

Soziale Arbeit hat vor einigen Jahren begonnen, diese Position zu verlassen und ressourcenorientiert zu arbeiten. Konkret heißt dies, dass die Individualität des Menschen mehr im Mittelpunkt steht. Zu erkennen, was eine Person nicht oder nicht mehr kann ist unter Umständen sehr viel einfacher, als sich darauf zu konzentrieren, was diese Person an Fähigkeiten und Ressourcen besitzt. Es geht auch nicht darum den Menschen zu behandeln, sondern darum ihn auf der Suche nach seinen Fähigkeiten zu unterstützen.

Gemeinsam mit den Seniorinnen und Senioren, muss dann nach Möglichkeiten gesucht werden diese Ressourcen zu erhalten.

## 7.4    Erhalt der kognitiven Leistungsfähigkeit

Wichtiger Bestandteil der Arbeit mit Seniorinnen und Senioren ist immer eine Form des Gedächtnistrainings. Ziel ist es durch die Übung die kognitiven Fähigkeiten zu erhalten und einem vorzeitigen Abbau durch mangelnde Betätigung entgegen zu wirken.

Unter dem Begriff des Gedächtnistrainings werden unterschiedliche Methoden und Übungen subsumiert. Es handelt sich hier nicht um eine Methode, sondern um einen ganzen Pool von Maßnahmen , angefangen vom reinen Abfragen von Wissensfragen (etwa die Namen der Monate, der Jahreszeiten, von Ländern und Daten) bis hin zu Gesprächskreisen, in denen die unterschiedlichsten Themen behandelt werden. In der Regel handelt es sich aber um einen verbalen und kommunikativen Austausch.

## 7.5    Förderung der Kommunikation

Die Verfasserin hat bereits mehrfach dargestellt, dass mit zunehmendem Alter häufig die sozialen Kontakte abnehmen und so Vereinsamung droht. Zentrale Aufgabe der Sozialen Arbeit mit Seniorinnen und Senioren ist die Förderung sozialer Kontakte und der Möglichkeit des Austauschs. Der Mensch ist ein soziales Wesen und leidet in jeder Altersstufe sehr unter Ausgrenzung und Einsamkeit. Isolation ist eine Form der Folter. Selbst Menschen, die eher zurückgezogen leben und nur sehr wenige Kontakte haben, sind angewiesen auf ein Mindestmaß an Zuwendung.

Kommunikation ist aber auch Anregung. Junge Mütter kennen das Phänomen, dass man Schwierigkeiten mit der Konzentration bekommt und Gesprächen weniger folgen kann, wenn man über einen längeren Zeitraum mehr oder weniger isoliert mit dem Säugling zu Hause war.

Im Gegensatz dazu hat wohl jeder schon erlebt, dass man sich an immer mehr Details erinnert, wenn man gemeinsam über vergangene Erlebnisse spricht. Im Verlaufe des Gespräches werden Erinnerungen geweckt an Dinge, an die man sonst nie mehr gedacht hat, von denen man nicht wußte, dass man die noch im Kopf hat. Bestes Beispiel ist ein Klassentreffen oder das gemeinsame Betrachten von Fotoalben mit Familienmitgliedern.

Seniorinnen und Senioren fällt es mit zunehmendem Alter immer schwerer, von sich aus ins Gespräch zu kommen. In Pflegeheimen ist häufig zu beobachten, dass Bewohnerinnen und Bewohner oft stundenlang beisammen sitzen, ohne auch nur ein einziges Wort zu wechseln.

Dafür gibt es natürlich mehrere Ursachen, nicht zuletzt auch einen Mangel an Erlebnissen und Ereignissen, die es wert wären miteinander besprochen zu werden, aber auch eine gewisse Scheu.

Um die Kommunikation zu fördern greift die Soziale Arbeit auf Instrumente zurück wie das "Kaffeekränzchen", aber auch Erzählkreise und biografische Gespräche.

Häufig ziehen diese Impulse ihre Kreise und die Teilnehmer kommen auch außerhalb dieser Kreise ins Gespräch.

## 7.6    Trauerbegleitung

Trauer ist ein Gefühl, mit dem wir auf Abschied und Verlust reagieren. Zunächst denken wir dabei meist an Abschied von Verstorbenen. Tatsächlich müssen Menschen mit zunehmendem Alter immer häufiger Abschied nehmen von geliebten Menschen. Seniorinnen und Senioren haben viele Angehörige bereits in der Kindheit verloren, durch den Krieg, aber auch durch Unfälle und Krankheiten.

Die Bewohnerinnen und Bewohner der Einrichtungen haben meist ihre Ehefrau oder den Ehemann verloren. Hochbetagte haben oft gar keine Angehörigen mehr, manche haben selbst ihre Kinder überlebt. Geschwister und Freunde im gleichen Alter versterben. Andere Bewohner versterben, der Platz am Tisch bleibt frei, die Nachbarwohnung wird neu vermietet.

Hier ist es an der Sozialen Arbeit, einen würdigen Rahmen zu bieten, um mit dem Tod umzugehen. Dies kann die Gestaltung eines Gedenkkreises sein, einer Nische für Trauernde, eines Rituales, das allen Beteiligten ermöglicht der Verstorbenen zu gedenken und ihre Trauer zu leben und zu verarbeiten.

Dies ist jedoch nur eine Form der Trauer.

Abschied nehmen müssen die alten Menschen von vielem. Von den eigenen Fähigkeiten, von der eigenen Zukunft, von der eigenen Wohnung, von der Selbstständigkeit. Auch diese Abschiede bewirken Trauer und auch die muss gelebt werden und muss ihren Ausdruck finden können. Soziale Arbeit muss diese Trauer aushalten können und die Menschen in ihrer Trauerarbeit unterstützen.

## 7.7    Biografiearbeit

"Ich bin Sozialpädagoge/ Sozialpädagogin." Wohl kaum jemand würde sagen "Ich arbeite als Sozialpädagoge/ Sozialpädagogin."

Was wir sind und wie wir sind korreliert mit dem, was wir erleben und was wir tun.

Die Biografie eines Menschen ist weit mehr als nur sein Lebenslauf. Durch die Biografie erklären sich viele Verhaltensweisen, die sonst vielleicht seltsam wirken.

Wer immer ein Tischtuch hatte, wird sich an einem Tisch ohne Decke nicht wohl fühlen. Ein anderer Mensch, der nie eines gekannt hat, weil er aus armen Verhältnissen stammt, möchte vielleicht am gedeckten Tisch nicht essen, aus Angst die wertvolle Tischdecke zu verschmutzen.

Das Beispiel stammt aus dem Pflegealltag und kann auf Wohnbereichen tatsächlich ein massives Problem darstellen. Erklärlich sind beide Verhaltensweisen und viele andere im Zusammenleben nur durch die detaillierte Kenntnis der Biografie. Gerade in der Arbeit mit Menschen die an Demenz erkrankt sind, wird die Biografie immer wichtiger, weil sie sich nicht selbst erklären können.

Bereits das Geburtsjahr und der Geburtsort vermitteln einige biografische Hinweise. Die Kriegswirren waren nicht in allen Teilen Deutschlands gleich; wer im Bayerischen Wald lebte hatte sicherlich weniger Einschränkungen hinzunehmen als Sudetendeutsche oder Schlesier. Im Augenblick lebt noch die Kriegsgeneration, manche waren zu der Zeit schon erwachsen. Auch in der Einrichtung, in der die Verfasserin arbeitet, gibt es Bewohner ab dem Jahrgang 1908. Diese waren zu Kriegsbeginn bereits erwachsen und haben vieles erlebt. Beinahe alle haben Hunger und Mangelernährung erlebt und manche horten, aus dieser Erfahrung heraus, bis heute Lebensmittel.

Biografiearbeit ist ein Prozess. Ein Bild der Persönlichkeit setzt sich aus vielen Mosaiksteinen zusammen. Es geht aber nicht nur darum, das Verhalten des einzelnen Menschen besser zu verstehen und individuell auf ihn einzugehen, sondern vor allem darum, ihn als Person und seine Lebensleistung zu würdigen.

Die Rückschau auf die eigene Biografie lässt viele Seniorinnen und Senioren ihre eigene Person und deren Wert in einem anderen Licht erscheinen.

Die Verfasserin schilderte bereits, dass die Verarbeitung der nachlassenden Fähigkeiten im Alter bei vielen Seniorinnen und Senioren am Selbstwertgefühl nagt. Die Rückschau auf die Lebensleistung, auf das Erreichte und bereits Geleistete ermöglicht eine andere Sichtweise des status quo.

Vor allem für alle, die mit den Seniorinnen und Senioren (bzw. mit Erwachsenen) arbeiten, ist es wichtig, nicht aus den Augen zu verlieren, dass der Mensch, mit dem man es zu tun hat, mehr ist als der punktuelle Ausschnitt des Heute.

Wer hätte es jemals gewagt eine Schuldirektorin/ einen Schuldirektor zu duzen? Eine Wissenschaftlerin/ einen Wissenschaftler die/ der wichtige Forschungen betrieben, eine Künstlerin/ einen Künstler die/ der etwas geschaffen hat?

Solange der alte Mensch noch in der Öffentlichkeit steht, wird er meist über seine Leistung definiert, sobald der selbe

Mensch aber hilfsbedürftig wird und an Institutionen angebunden ist, wird er nur zu oft nur noch über seine Defizite
wahrgenommen.

Der selbe Mensch, der gerade noch geehrt und ausgezeich-
net wurde, ist plötzlich eine Omi oder ein Opi und wird wie
selbstverständlich geduzt. Besonders gravierend ist dies im
Bereich der Arbeit mit demenziell veränderten Menschen.

Die Biografie eines Menschen zu betrachten schützt auch die
professionellen Helferinnen und Helfer davor, die Person außer acht zu lassen.

## 7.8    Angehörigenarbeit

Die Angehörigenarbeit kommt, nach Ansicht der Verfasserin, grundsätzlich immer zu kurz. Während die Betroffenen
versorgt sind werden Angehörige meist gar nicht oder viel zu
wenig betreut. Dies ist nicht nur in der Arbeit mit Seniorinnen und Senioren zu beobachten, sondern in jedem Feld der
Sozialen Arbeit.

Angehörige sind in der Regel darauf angewiesen sich selbst
zu organisieren. Selbsthilfegruppen sind nicht selten Ange-
hörigengruppen. Soziale Arbeit beschäftigt sich in der Regel
sehr intensiv mit den Betroffenen, die Angehörigen finden,
wenn überhaupt, meist nur dann Erwähnung, wenn es zum
Nutzen der Betroffenen ist.

In der Seniorenarbeit spielen Angehörige ebenfalls eine ganz zentrale Rolle. Von den Kapazitäten der Angehörigen hängt entscheidend ab, ob der/ die Betroffene in eine Einrichtung umziehen muss oder im häuslichen Umfeld verbleiben kann. In Pflegeheimen werden lediglich etwa zwanzig Prozent der Pflegebedürftigen gepflegt, die anderen werden hauptsächlich im häuslichen Umfeld von Angehörigen (meist Frauen) gepflegt.

Leider ist es eine Tatsache, dass Bewohnerinnen und Bewohner im Pflegeheim nur selten das Heim für Spaziergänge oder gar Ausflüge verlassen, wenn sie keine Angehörigen haben. Von der Einstellung der Angehörigen hängt auch das Sicherheitsgefühl und die Zufriedenheit mit dem Heim ab.

Angehörige können nicht nur wichtige Informationen zur Biografie beitragen. Sie können auch sehr viel zur Lebensqualität der Bewohner beitragen.

Auf der anderen Seite sind Angehörige aber auch häufig sehr bedürftig. Manche haben ein schlechtes Gewissen, weil sie die Eltern oder Großeltern nicht selbst pflegen können. Manche haben Schwierigkeiten damit, dass die Rollen sich umkehren und sie sich plötzlich um die Eltern kümmern müssen, die doch bislang immer für sie da waren.

Manche sind völlig entkräftet, weil sie lange ohne Unterstützung gepflegt haben. Es bestehen Ängste im Umgang mit dem Angehörigen, Unsicherheit bei der Entscheidung über medizinische Eingriffe.

Angst vor dem Tod des Angehörigen, aber auch materielle Sorgen und Fragen. Verliere ich mein Haus, wenn die Eltern im Heim sind? Wie beantrage ich eine Pflegestufe? Diese und viele andere Fragen zu klären, sowie die Angehörigen zu begleiten und zu stützen ist ebenfalls Aufgabe der Sozialen Arbeit mit Senioren. vgl. auch Skiba, 1996, Seite46f

## 7.9 Verbesserung und Erhalt der Lebensqualität

Unter diesem Punkt läßt sich eigentlich die gesamte Arbeit mit Seniorinnen und Senioren subsumieren. Sämtliche Angebote, seien es Gymnastikstunden zur Mobilisation, Singkreise, Nähcafes, Kochgruppen, Spielenachmittage, Erzählkreise, Kaffeekränzchen, Ausflüge, Feste, Konzerte, Gedächtnistrainings, Filmvorführungen, Handmassagen, was auch immer, Ziel ist, die Lebensqualität bis zuletzt zu verbessern und zu erhalten. Besonders in der Stationären Seniorenarbeit gehören Tagesstrukturierende Maßnahmen und auch die Gestaltung von Feiern und Festen zur Verbesserung der Lebensqualität. Bei den hier beschriebenen Aufgaben handelt es sich nur um einen Bruchteil dessen, was tatsächlich anfällt und dem was noch möglich wäre.

Die Beschreibung ist lediglich als kurzer Abriss zu verstehen, ein detailliertes Eingehen auf die verschiedenen Aufgaben würde den Rahmen dieses Buches sprengen (wenn die Verfasserin auch gerne eine Lanze für die Soziale Arbeit mit Seniorinnen und Senioren brechen würde).

# VIII Falldarstellung Herr XY

Herr XY ist eine reale Person. Die Verfasserin greift in dieser Falldarstellung auf ihre Erfahrungen mit Herrn XY in teilnehmender Beobachtung zurück sowie auf Gedächtnisprotokolle. Die Falldarstellung ist aber so weit verfremdet, dass Herr XY nicht identifiziert werden kann.

In der Arbeit mit alten Menschen hat man deutlich mehr mit Frauen als mit Männern zu tun. Die Gründe dafür sind an sich schon ausreichend für ein eigenes Buch. Es seien hier nur ein paar wenige genannt.

Neben der höheren Lebenserwartung der Frauen und dem größeren prozentualen Anteil an der Altersgruppe (wir haben es heute noch immer mit der Kriegsgeneration zu tun), spielen auch verschiedene andere Faktoren eine Rolle.

Die Verfasserin hat sich dennoch einen Beispielmann ausgesucht. „Bei männlichen Personen zeigt sich eigenartigerweise eine größere Abnahme (des Hörvermögens, Anm. d. Verf.), deren Grund allerdings nicht sicher festzustellen ist. Zwar sind berufliche Einflüsse aufzuführen, denn es lässt sich belegen, dass Personen, die größerem Berufslärm ausgesetzt sind, auch größere Hörverschlechterungen aufweisen. Die beruflichen Einflüsse scheinen aber nicht ausschließlich dafür verantwortlich zu machen sein." Tews 1979, Seite 81

Zudem handelt es sich bei Herrn XY, wie bereits erwähnt, um eine reale Person. Er ist mittlerweile verstorben. Die Verfasserin möchte an ihn erinnern ohne ihn bloß zu stellen, deshalb die Verfremdung und, nicht zuletzt, weil er nicht mehr um Zustimmung gebeten werden kann.

Herr XY ist Mieter einer Wohnung in einer Betreuten Wohnanlage, als die Verfasserin ihn kennen lernt. Zu diesem Zeitpunkt ist er 87 Jahre alt. Die Wohnanlage befindet sich im Zentrum einer Stadt mit ca. 46 000 Einwohnern und ist mit öffentlichen Verkehrsmitteln gut zu erreichen.

Die Stadtlage ermöglicht den Bewohnern sich lange selbst zu versorgen. Sie haben nur sehr kurze Wege zu Einkaufsmöglichkeiten, Apotheken und Ärzten zurückzulegen. Die Wohnanlage besteht aus zwanzig kleinen Wohnungen und befindet sich in direktem Umfeld eines Pflegeheimes, dessen Infrastruktur mit genützt werden kann. Zudem ist auch noch ein Mobiler Pflegedienst vor Ort. Herr XY ist zwei Jahre zuvor mit seiner Ehefrau in die Wohnanlage eingezogen. Die Tochter der beiden lebt hier am Ort, deshalb haben sie ihren Heimatort verlassen. Die Tochter und deren Familie sind die einzigen Bekannten in der neuen Umgebung. Sie leben sich gut ein, dann aber verstirbt nach einem Jahr die Frau.

Ihren Tod kann Herr XY nicht verwinden, es fällt ihm sehr schwer den Verlust zu akzeptieren. In Einzelgesprächen äußert er, dass er seiner Frau bald folgen wolle, ein Leben ohne sie könne und wolle er sich nicht vorstellen.

In dieser akuten Phase, aber auch darüber hinaus, ist eine Begleitung der Trauernden wichtig. Das Umfeld ist oft unsicher wie es reagieren soll. Wider besseren Wissens kommt es zu Sätzen wie „das wird schon wieder", „die Zeit heilt alle Wunden" oder auch „ist besser so".

Gerade wenn die Trauerphase sehr intensiv und lange anhaltend ist verringert sich das Verständnis im persönlichen Umfeld. „Nimm dich mal zusammen" und „das Leben muss weiter gehen" drücken dies aus, viele beginnen sich zurückzuziehen, weil sie nicht wissen, wie sie mit der Trauer umgehen sollen, weil sie den Schmerz nicht aushalten können. Die Verfasserin führt deshalb viele Einzelgespräche mit Herrn XY.

Herr XY ist gut in die Hausgemeinschaft eingebunden. Er ist einer von nur zwei Männern und wird von seinen Nachbarinnen gerne verwöhnt. Sie nehmen ihn zu allen Aktivitäten mit und laden ihn auch gerne mal zum Essen ein. Er lässt sich meist nicht lange bitten, geht auch von sich aus auf die anderen Bewohnerinnen und den Bewohner zu.

Zu den wöchentlich stattfindenden Gesellschaftsnachmittagen kommt er gerne, beteiligt sich aktiv an Gesprächen und
genießt auch seine Position als „Hahn im Korb". Besonders
gerne unterhält er sich über Fußball. In seiner Jugend hat er
selbst gespielt und war lange in seinem Fußballverein als
Trainer eingebunden.

Herr XY war leitender Angestellter und hatte stets viel mit
Menschen zu tun. Er findet immer ein Gesprächsthema und
kann eine ganze Gesellschaft unterhalten.

Seit einiger Zeit wird Herr XY aber zunehmend einsilbig und
beteiligt sich nur noch wenig am Gespräch. Er klagt darüber,
dass er seinen Heimatort nicht hätte verlassen sollen. Seit er
hier sei, habe er nur schlechte Erfahrungen gemacht. Seine
Frau habe er verloren und er habe niemanden mit dem er
reden könne. Seine Freunde vom Sportverein hätten ihn viel
besser verstanden als alle anderen.

Sein Verhalten erklären sich die Nachbarinnen mit der Trauer um den Tod seiner Frau.
Herr XY beginnt sich zurückzuziehen. Einladungen der Nachbarinnen lehnt er unwirsch ab, mit der Begründung, sie würden ohnehin nicht mit ihm reden. Die Intervention der Verfasserin weist Herr XY ebenso zurück wie die Versuche seiner
Tochter ihn zu motivieren.

An den Gesellschaftsnachmittagen nimmt er weiterhin teil, trinkt seinen Kaffee und isst Kuchen, beteiligt sich aber kaum mehr am Gespräch. Es fällt auf, dass er sich vor allem dann einbringt, wenn nur eine Person etwas erzählt, sich aber bei allgemeinen Tischgesprächen abwendet. Die Autorin vermutet zu diesem Zeitpunkt bereits eine Schwerhörigkeit als Ursache, was Herr XY aber zurückweist.

Herr XY , der immer sehr zuverlässig war, hält mündlich vereinbarte Termine nicht mehr ein und macht die anderen dafür verantwortlich, sie hätten sich im Termin geirrt. Auf die Unzuverlässigkeit der Menschen in seinem Umfeld reagiert er sehr ungehalten.

Zunehmend wird offenbar, was er zu verbergen suchte. Herr XY hat Hörschwierigkeiten.

Ein Besuch beim Hals-Nasen-Ohren-Arzt zeigt, dass Herr XY eine starke Presbyakusis hat. Es handelt sich in seinem Fall bereits um eine mittelgradige Schwerhörigkeit. Das bedeutet einen Hörverlust von 40%—60%, das Verständnis reduziert sich auf einen Abstand von 1m—4m. Der Arzt verschreibt ihm Hörgeräte für beide Ohren. Herr XY ist dennoch immer noch der Auffassung, dass er kaum Schwierigkeiten mit dem Hören hat, sondern, dass die Menschen in seiner

Umgebung alle nuscheln. Würden die nur deutlicher sprechen, verstünde er auch was sie sagten. Zudem interessiere
er sich ohnehin nicht für das, was die anderen zu sagen hätten, das sei alles nur Geschwätz.

Schwerhörigkeit ist in unserer Gesellschaft längst nicht so
neutral bewertet wie eine Sehschwäche. Mittlerweile hat
niemand mehr Schwierigkeiten eine Brille zu tragen. Eine
Brille hat mittlerweile den Status eines Accessoires, es gibt
sie in allen Formen und Farben. Selbst Kinder haben heute
keine Schwierigkeiten mehr eine Brille zu tragen. Die
„Brillenschlange" gehört der Vergangenheit an.

Schwerhörigkeit und das Tragen eines Hörgerätes hingegen
sind immer noch stigmatisierend. Schwerhörigkeit wird mit
Alter und Gebrechlichkeit gleichgesetzt, aber auch nicht selten mit einem Mangel an Verstand. Wie die Verfasserin bereits erläuterte kommt das Wort „doof" von „deaf", also
taub. Die erschwerte Kommunikation und das häufige Nachfragen werden mit mangelnder Intelligenz gleichgesetzt. Die
Betroffenen schämen sich deshalb sehr eine Hörminderung
einzugestehen.

Dank guten Zuredens seiner Tochter lässt Herr XY sich
dennoch Hörgeräte anpassen.

Im Abschnitt „Hilfsmittel" hat die Verfasserin die Funktion eines Hörgerätes bereits beschrieben. Es handelt sich im Wesentlichen um eine Art „Verstärker". Die Schallwellen der Umgebung werden verstärkt und an das Ohr weiter gegeben.

Die Höreindrücke sind mit denen, die normal hörende Menschen haben, nicht zu vergleichen, da alles verstärkt wird und das Gehirn erst lernen muss, den Störschall und den Nutzschall wieder zu trennen. Hinzu kommt, dass bei der Presbyakusis vor allem die hohen Frequenzen nicht mehr zu hören sind. Dies kann auch ein Hörgerät nicht ausgleichen. Das Sprachverständnis bleibt somit eingeschränkt, trotz Hörgerät.

Herr XY kann seine Hörgeräte nicht leiden. Auch mit Hörgeräten höre er nicht so wie vorher, sie hälfen ihm also überhaupt nicht. Zudem habe er so ein komisches Gefühl im Ohr, weil die Ohrstücke drücken würden und außerdem würden die Hörgeräte ständig pfeifen.

Das Pfeifen von Hörgeräten ist, gerade bei neuen Geräten, ein häufiges Problem. Es handelt sich um eine Rückkoppelung. Diese wird verursacht durch schlecht sitzende

Ohrstücke. Durch Kauen oder Sprechen, also durch die Bewegung der Kiefermuskulatur lockern sich die Ohrstücke und schließen nicht mehr dicht ab. Folge ist dann die Rückkoppelung, also das Pfeifen. Eine erfahrene Hörgeräteakustikerin/ ein erfahrener Hörgeräteakustiker könnte dieses Problem schnell beheben.

Viele Hörgeräteakustikerinnen und Hörgeräteakustiker, aber auch Ärzte, klären Menschen mit Altersschwerhörigkeit zu wenig oder gar nicht auf.

Die Betroffenen denken meist, dass ein Hörgerät ihnen das Gehör wieder bringt, so wie eine Brille ja auch das Sehen wieder ermöglicht. Tatsache ist aber, dass einerseits das Hören verlernt wird und andererseits Funktionen des Gehörs nicht wieder hergestellt werden können, die einmal verloren gegangen sind.

Wie die Verfasserin bereits im Kapitel 2 „Funktion des Gehörs und mögliche Störungen" ausführlich beschrieben hat, sind bei der Presbyakusis die Haarzellen im Innenohr betroffen. Diese sind für hohe Frequenzen zuständig und somit für das Sprachverständnis. Auch mit dem besten Hörgerät ist das Ohr, aber auch das Gehirn, nicht in der Lage dies zu kompensieren.

Kinder und Jugendliche, aber auch junge Erwachsene, die ein Hörgerät benötigen, bekommen meist auch ein Hörtraining bei einer Logopädin / einem Logopäden verschrieben. Dieses Hörtraining hilft dem Gehirn, dem Hörzentrum, die eingehenden Signale richtig zu verarbeiten, zu verrechnen. Bei Seniorinnen und Senioren wird darauf, bedauerlicherweise, in der Regel verzichtet.

Herr XY kann die Batterien in seinen Hörgeräten nicht selbstständig wechseln. Die Batterien und der Öffnungsmechanismus sind viel zu klein. Er ist hier auf Hilfe angewiesen, was ihm den Zugang zu seinen Hörgeräten nicht leichter macht. Herr XY kommt mittlerweile wieder zu den Treffen im Haus. Besonders gerne besucht er den Gesellschaftsnachmittag.

Der sogenannte Gesellschaftsnachmittag findet wöchentlich statt, an einem festen Tag, einer festen Uhrzeit und einem festen Ort. Der Termin ist strukturierender Bestandteil der Woche. Die Bewohnerinnen und Bewohner treffen sich bei Kaffee und Kuchen, eine angenehme Atmosphäre soll ihnen helfen sich wohl zu fühlen.

Bereits die Qualität des Kuchens bietet Möglichkeiten ein Gespräch zu beginnen, auch wenn man nicht mehr so geübt darin ist einen Gesprächseinstieg zu finden. Neu zugezogene Bewohnerinnen und Bewohner haben hier die Möglichkeiten die anderen in einer neutralen Umgebung kennen zu lernen und Kontakte zu knüpfen. Neuigkeiten werden ausgetauscht, über aktuelle Ereignisse diskutiert. Probleme können angesprochen werden, sowohl solche die mit der Wohnanlage zusammen hängen als auch solche die eher privater Natur sind.

Die Verfasserin moderiert, vermittelt, bearbeitet Beschwerden und unterstützt, wo es notwendig ist. Ruhigere Bewohner bekommen die Gelegenheit sich auch zu Wort zu melden. Jeder soll die Möglichkeit bekommen sich zu beteiligen. Es findet ein rhythmischer Wechsel statt zwischen allgemeinen Tischgesprächen und Phasen in denen immer nur einer spricht. An den allgemeinen Tischgesprächen kann Herr XY nicht teilnehmen, weil der Störschall durch die parallel geführten Gespräche zu stark ist. In der Zeit isst er seinen Kuchen und trinkt seinen Kaffee.
Die ruhigeren Abschnitte, wenn nur eine Person spricht, genießt er sehr und bringt sich auch, je nach persönlicher Tagesform, wieder ein.

Eine der vorstechenden Einschränkungen durch die Presbyakusis ist der sogenannte „Cocktailparty- Effekt". Die Betroffenen können Sprache nicht mehr ausfiltern. Das Gesprochene Wort des Gegenübers geht unter in einem einheitlichen

Gemurmel. Die Betroffenen verstehen Gesagtes falsch oder gar nicht. Eine häufige Folge ist, dass sie nur lächelnd nicken, um nicht ständig nachfragen zu müssen, obwohl sie nicht verstanden haben worum es geht. Eine weitere Folge kann sein, dass die Betroffenen falsche Antworten geben, weil sie die Frage nicht richtig verstanden haben. Im positiven Falle klärt sich das Missverständnis auf und die Beteiligten lachen herzlich darüber. Im negativen Falle wird das „falsch Hören" als „falsch Verstehen" gedeutet und der/ die Betroffene abgewertet. Gerade bei Seniorinnen und Senioren wird das schlechte Hören gerne als beginnende Demenz oder ein altersbedingter Abbau abgetan.

Zunächst scheint sich die Situation für Herrn XY wieder entspannt zu haben. Er hat weiterhin Schwierigkeiten mit den anderen Bewohnern zu kommunizieren, scheint aber seine Schwerhörigkeit annehmen zu können.

Die Verfasserin und die anderen Bewohner versuchen eine Art Zeichensprache zu entwickeln, um Herrn XY wenigstens die zentralen Aussagen eines Gesprächs verdeutlichen zu können. Die Deutsche Gebärdensprache (DGS) kennt auch ein Fingeralphabet. Die Zeichen für die einzelnen Buchstaben zu erlernen erweist sich aber für die meisten der Damen und Herren, die alle schon alt (über achtzig) oder gar hochbetagt (über neunzig) sind, als zu schwierig. Zudem wäre ein Buchstabieren viel zu mühsam und langwierig. Die DGS ist, wie bereits beschrieben, eine vollständige Sprache, mit eigener Grammatik. Lediglich einige „natürliche" Gebärden erschließen sich von selbst. „Trinken" beispielsweise wird gebärdet durch ein zum Mund Führen eines imaginären Glases oder einer Tasse. An der Handhaltung kann mit unterschieden werden um welches Getränk es sich handelt. Um es kurz zu machen, für den genannten Personenkreis ist DGS nicht hilfreich.

Im Verlauf weniger Wochen verschlechtert sich das Gehör des Herrn XY zunehmend. Der Hörverlust ist mittlerweile so massiv, dass man von einer hochgradigen Schwerhörigkeit sprechen kann, wenn nicht gar Gehörlosigkeit.

Der progrediente Verlauf einer Hörstörung ist nicht ungewöhnlich, bei Herrn XY aber bislang unbekannter Genese. Später wird sich heraus stellen, dass vermutlich ototoxische Medikamente verantwortlich zu machen sind. Ototoxische Medikamente beinhalten Wirkstoffe die toxisch, also giftig, auf das Ohr wirken. Betroffen sind in der Regel das Innenohr oder der Hörnerv. Zu den ototoxischen Medikamenten zählen neben Diuretika und Antibiotika auch die Acetylsalicylsäure , bekannter unter dem Markennamen „Aspirin". vgl. auch Kapitel 2.3 dieses Buches

In einigen wenigen Fällen erholt sich das Ohr wieder, wenn die Medikamente abgesetzt werden, in den meisten Fällen sind die Schäden irreversibel.

Herr XY hadert sehr mit seinem Schicksal. Er kann mittlerweile auch einem Gespräch von Angesicht zu Angesicht nicht mehr folgen. Er versteht mittlerweile so schwer, dass er nur noch einzelne Worte erahnen kann. Die anderen Bewohner bemühen sich sehr ihn teilhaben zu lassen und versuchen ihm zentrale Themen des Gespräches pantomimisch darzustellen. Es gelingt nicht immer ihm verständlich zu machen worum es geht. Auf Herrn XY wirken die Bemühungen häufig auch lächerlich. Er zieht sich zunehmend zurück.

In seiner Wohnung starrt er häufig stundenlang vor sich hin. Er hat früher gern fern gesehen, da er aber nicht mehr hört, hat er daran keine Freude mehr.

In Deutschland sind bisher nur sehr wenige Fernsehprogramme mit Untertiteln versehen. In anderen Ländern, allen voran den USA, gibt es beinahe kein Fernsehprogramm mehr ohne Untertitel. Die Reden des Präsidenten zum Beispiel werden grundsätzlich mit einem Gebärdendolmetscher übersetzt.
Gehörlose in kleinen Ländern profitieren häufig davon, dass eine Synchronversion in der Landessprache sich finanziell nicht lohnt und von daher für alle untertitelt wird.

In Deutschland werden die Nachrichten auf dem Kanal „Phönix" mit Gebärden ausgestrahlt.

Herr XY hat jedoch weder die Deutsche Gebärdensprache der Gehörlosen gelernt, noch eine der anderen Zeichensprachen. In seinem fortgeschrittenen Alter ist es ihm auch nicht mehr möglich, dies nachzuholen. Selbst eine Untertitelung würde nur bedingt helfen, weil seine Augen nicht mehr so gut sind, dass er die Untertitel schnell genug entziffern könnte.

Herr XY kann mit seiner Zeit nicht viel anfangen. Gespräche mit anderen Menschen sind kaum noch möglich, das Lesen strengt ihn mittlerweile zunehmend an. Er geht gerne spazieren und bewegt sich an der frischen Luft. In der Natur vermisst er sehr die Geräusche des Waldes, wie das Zwitschern der Vögel und das Rauschen der Blätter. Er weiß, wie es sich anhören müsste, nimmt aber nichts mehr wahr.

Im Stadtbereich fühlt er sich zunehmend unsicher, da er herannahende Autos und Fahrradfahrer nicht hört. Er ist auf seinen Sehsinn angewiesen, was ihn sehr anstrengt. Er beginnt auch diese Situationen zu meiden.

Der Verlust seines Gehörs zieht einen Prozess der Trauer nach sich. Er weint oft und äußert den Wunsch sterben zu dürfen. Sein Leben habe nun endgültig keinen Sinn mehr, ihm sei nichts mehr geblieben. Er hoffe, dass seine Frau ihn bald hole. Suizid sei eine Sünde, deshalb wolle er darauf nicht zurückgreifen.

Die Phasen, in denen er sich zurückzieht, wechseln mit aggressiven Phasen ab. Er beschimpft andere Bewohner und bezichtigt sie hinter seinem Rücken schlecht zu sprechen und ihn auszulachen. Freundliche Gesten weist er brüsk zurück, reagiert unwirsch auf Versuche ihn einzubinden und beginnt die Menschen in seiner Umgebung wüst zu beschimpfen.

Die Nachbarn haben bislang immer mit viel Verständnis auf seine Situation reagiert. Mit den neuen Verhaltensweisen können einige, besonders die Frauen, nur sehr schwer oder auch gar nicht umgehen. Zwar sehen sie durchaus die besondere Situation des Herrn XY, aber sein Verhalten macht ihnen Angst. Sie können ihn nicht mehr einschätzen, seine Laune wechselt oft ohne für sie ersichtlichen Grund.

Herr XY ist durch die verschiedenen Schicksalsschläge an einer reaktiven Depression erkrankt. Im Gegensatz zur landläufigen Meinung sind depressive Menschen nicht immer nur trauriger und gedrückter Stimmung. In den Phasen in denen die Antriebsschwäche nicht so vorherrschend ist, reagieren die Betroffenen durchaus auch mit aggressivem Verhalten. Ist das Verhalten gegen die Umwelt gerichtet, ist die Folge, dass sich die Menschen im persönlichen Umfeld zurückziehen. Ist das Verhalten gegen die eigene Person gerichtet kommt es zu suizidalen Handlungen.

Das aggressive Verhalten isoliert Herrn XY immer mehr. Die anderen Bewohner haben immer weniger Verständnis für sein Verhalten. Herr XY selbst hat zunehmend Schwierigkeiten mit seiner Situation umzugehen.

Das Sprachverständnis des Herrn XY ist mittlerweile kaum noch vorhanden, das macht ihn traurig und wütend. Versuchen die anderen Bewohnerinnen und Bewohner ihn dennoch einzubinden, wird ihm um so mehr bewusst, wie stark seine Einschränkung ist, was ihn auch wütend macht. Er zieht sich also immer mehr zurück und wird darüber immer einsamer und trauriger. Er wird immer misstrauischer und lässt außer seiner Tochter niemanden mehr an sich heran. Selbst den Kontakt zu seiner engen Freundin, seiner direkten Nachbarin, bricht er ab. Herr XY beginnt laut herumzubrüllen und zu schreien, auch wenn er allein ist.

Einen ehrenamtlich tätigen Herren, der mit ihm spazieren gehen sollte, verweist er unter lautem Geschrei seiner Wohnung. Er sei nicht verrückt und lasse sich nicht einweisen. Der „Irrendoktor" käme ihm nicht ins Haus. Das Missverständnis lässt sich nicht aufklären, Herr XY lässt sich auf keinerlei Interventionen ein.
Der bisher beschriebene Verlauf bezieht sich auf einen Zeitraum von etwa neun Monaten. Die folgenden Ereignisse beschreiben einen Zeitraum von weiteren drei Monaten.

Herr XY wärmte sich bislang Mahlzeiten auf, die seine Tochter für ihn kochte oder er kochte sich selbst kleinere Gerichte. Mittlerweile verderben die Lebensmittel in seinem Kühlschrank, weil er sich nichts mehr zubereitet oder sie verbrennen im Topf, weil Herr XY sie auf dem Herd vergisst. Er verliert stark an Gewicht.

Herr XY legte immer größten Wert auf seine äußere Erscheinung. Gepflegte Kleidung, die Haare frisiert und immer gut rasiert, das war ihm stets sehr wichtig.

Im beschriebenen Zeitraum beginnt er sein Äußeres zu vernachlässigen. Er rasiert sich nur noch selten, kämmt sich kaum mehr und ist nachlässig gekleidet. Besonders augenscheinlich wird diese Wandlung als er beginnt das Haus in langen Unterhosen und Hausschuhen zu verlassen. Er schläft tagsüber viel und geht dann in den Abendstunden noch aus.

Eine Vorstellung beim Neurologen ergibt die Diagnose einer Demenz, vermutlich einer Alzheimer Demenz. *„Die Diagnose einer Alzheimer- Demenz ist immer noch eine Ausschlussdiagnose. Einen Laborbefund oder ein Ergebnis einer paraklinischen Untersuchung (z.B. Röntgen), der dieses Krankheitsbild eindeutig charakterisieren würde, existiert bisher nicht. Mit klinischen Methoden kann die Alzheimer- Demenz derzeit nur wahrscheinlich gemacht werden ."* Gutzmann/ Zank, 2005, Seite 38

Das Vernachlässigen der eigenen Person, die Umkehr von Tag und Nacht, all dies sind typische Merkmale einer Demenz, aber auch bei Depressionen finden sich diese Symptome.

Im Falle des Herrn XY liegt der Verdacht nahe, dass die Demenz, wenn vielleicht auch nicht verursacht, sicher aber verstärkt wurde durch den Verlust seines Gehörs.

Die Verfasserin hat in den vorherigen Kapiteln bereits hinreichend beschrieben, dass eine Presbyakusis und die damit einhergehende Reizarmut durchaus Auswirkungen auf die kognitive Leistungsfähigkeit haben kann.

Herr XY verfällt in sehr kurzer Zeit sichtlich. Er bekommt zusätzlich Probleme mit der Gallenblase und muss sich operieren lassen.

Sowohl physisch als auch psychisch ist er bald nur noch ein Schatten seiner selbst. Er hat zunehmend Schwierigkeiten sich selbst zu versorgen, seine Verwirrung nimmt stark zu. Er verläuft sich immer häufiger in seinem näheren Umfeld, stürzt schließlich auch mehrfach und trägt verschiedene Verletzungen davon, unter anderem einen Armbruch. Herr XY kommt schließlich in ein Pflegeheim, was er aber bereits nicht mehr bewusst wahrnimmt. Herr XY verstirbt dort am dritten Tag seines Aufenthaltes.

Der Fall von Herrn XY, so tragisch er für die Betroffenen ist, zeigt sehr anschaulich warum die Arbeit mit Seniorinnen und Senioren die an Presbyakusis leiden, so schwierig ist.

Die Falldarstellung scheint extrem zu sein, tatsächlich aber handelt es sich eher um einen recht typischen Verlauf, lediglich das Fortschreiten der Schwerhörigkeit ist in diesem Fall nicht ganz typisch, sondern etwas beschleunigt. Im Gegensatz zu vielen anderen Betroffenen, wurde noch sehr lange versucht, ihn in die Gemeinschaft mit einzubinden.

Leider auch sehr typisch an diesem Fallbeispiel ist die Hilflosigkeit aller Beteiligten, einschließlich der Verfasserin.

> *„Ich glaube daran, dass das größte Geschenk, das ich von jemandem empfangen kann, ist, gesehen, gehört, verstanden und berührt zu werden. Das größte Geschenk, das ich geben kann, ist, den anderen zu sehen, zu hören, zu verstehen und zu berühren. Wenn dies geschieht, entsteht Kontakt"*
> VIRGINIA SATIR

# IX Altersschwerhörigkeit versus alte Schwerhörige

Hörvermögen und Sprachentwicklung sind ganz eng miteinander verwoben. Menschen die an Altersschwerhörigkeit
leiden, haben ihr ganzes Leben lautsprachlich kommuniziert.
Die gesamte Kognition, das Planen und Denken, beruhen auf
Lautsprache.

Ohne Sprache ist Denken nicht möglich. Verliert man nun
die Fähigkeit zu hören, so verliert man auch die Fähigkeit zu
kommunizieren. Kommunikation ist keine Einbahnstraße,
sondern ein interaktiver Prozess.

Fremd- und Eigenwahrnehmung werden laufend gegenein-
ander abgewogen, wir definieren uns selbst über unser Gegenüber. Das „Ich" definiert sich über die Abgrenzung zu den
anderen, zum „Du".

Gehörlose und Menschen die entweder noch vor dem
Spracherwerb ertaubt sind oder noch in einem Alter, in dem
sie die Deutsche Gebärdensprache erlernen konnten, kommunizieren nicht lautsprachlich.

Gehörlose die über Gebärden kommunizieren haben große
Schwierigkeiten das Lesen zu erlernen, weil ihre Denkweise
eine andere ist. DGS ist eine eigene Sprache, eine Sprache
der Symbole. Eine eigene Sprache setzt aber auch eine andere Art des Denkens voraus beziehungsweise bedingt

diese. Tatsächlich sehen Gehörlose ihre Situation in der Regel sehr selbstbewusst und empfinden sich keineswegs als „behindert". Sie empfinden sich eher als „Fremdsprachler".

Vergleichbar ist diese Denkweise vielleicht mit der Symbolik in der religiösen Kunst. Uns erschließen sich viele Kunstwerke heute nicht mehr, weil uns der Zugang zu der immanenten Symbolik fehlt. Um verstehen zu können was ein Bild mit einem Drachentöter in der Kirche zu suchen hat, muss man wissen, dass es sich um den Heiligen Georg handelt. Erst das Wissen um seine Legende verdeutlicht die Aussage des Bildes. Ebenso ist es mit den Farben in der Kunst, aber auch der Liturgie. Ohne das Wissen um die Symbolik und das dahinter liegende Gedankengut, erschließt sich dem Betrachter nicht der Sinn.

Gebärdenkompetente Gehörlose sehen sich in der Regel als Vertreter einer eigenen Kultur. Sie leben in einer Parallelwelt mit einer eigenen Kunstszene, eigenen Institutionen (Kindergärten, Schulen, Vereine, etc.), einer eigenen „Community".

Außenstehende, also Hörende, bekommen zu dieser Gemeinschaft in der Regel keinen Zugang, es sei denn, sie sind hörende Kinder von Gehörlosen und gebärdenkompetent.

Gehörlose identifizieren sich also mit über ihre Gehörlosigkeit und sind teil einer Art „geschlossenen Gesellschaft". Spätertaubte und Menschen mit Presbyakusis hingegen werden aus ihrem gewohnten Umfeld ausgeschlossen. Sie erleben einen Verlust. Die Welt der Hörenden ist ihnen plötzlich verschlossen, aber auch zu der Welt der Gehörlosen können sie keinen Zugang finden. Sie befinden sich in einer Lücke und empfinden das auch so.

Je später im Leben der Hörverlust eintritt, umso härter wird der Verlust empfunden. Wie bereits geschildert, definiert sich der Mensch über die Kommunikation mit anderen Menschen. Mit zunehmendem Alter brechen ohnehin Kontakte weg und es fällt schwerer neue Kontakte zu knüpfen.

Ein Umzug in ein anderes Land, mit einer anderen Sprache und Kultur, wird auch mit zunehmendem Alter immer unwahrscheinlicher. Einen vergleichsweisen Einschnitt erleben aber die Betroffenen.

Die Frage nach den kognitiven Einbußen Gehörloser ist nun wieder sehr viel schwieriger zu beantworten. Tatsächlich erreichen nur wenige Gehörlose einen höheren Schulabschluss und absolvieren dann auch noch ein Studium. Aus diesen Tatsachen darauf zu schließen, dass Gehörlose weniger intelligent sind, wäre allerdings voreilig.

Die gesamte Schul-(- aus)-bildung basiert zum einen auf der Lautsprache und zum anderen sind nur wenige Schulen auf die besonderen Bedürfnisse Gehörloser eingestellt und noch weniger Universitäten, Fachhochschulen oder gar Ausbildungsbetriebe. Woran also ließe sich die Frage nach einer Einschränkung der kognitiven Leistungen festmachen? Ein großer Teil der kognitiven Kapazitäten werden alleine für die Kompensation der fehlenden auditiven Informationen verwendet. Eine Umwelt, in der es ausschließlich optische Informationen gäbe, würde vielleicht zu besseren Leistungen beitragen.

*„Eine vollständige Integration des Schwerhörigen in die Gesellschaft der Normalhörenden wird dennoch kaum gelingen. Der Gehörlose bleibt in die Schicksalsgemeinschaft der Gehörlosen eingegliedert."* Höwler, 2007, Seite79

Sensorische Deprivation ist kein auf die Prebyakusis beschränktes Phänomen. Auch Gehörlose lieben und suchen akustische Reize. Die wenigsten unter ihnen haben überhaupt keinen Höreindruck, die meisten können noch etwas wahrnehmen, wenn auch nur ab einer Lautstärke die für jeden Hörenden schmerzhaft wäre. Selbst diejenigen die gar nicht mehr hören, lieben meist das Gefühl eines hämmernden Basses am Körper. Sie fühlen den Schall. Soziale Arbeit mit alten Schwerhörigen ist Soziale Arbeit mit Seniorinnen und Senioren, erfordert aber Gebärdenkompetenz.

Soziale Arbeit mit Altersschwerhörigen erfordert ein breit gefächertes Angebot zur Verarbeitung des Verlustes und der Kompensation der Folgen.

# X Möglichkeiten und Aufgaben der Sozialen Arbeit

Hilfsmittel, wie wir sie aus der Arbeit mit Gehörlosen und Schwerhörigen kennen, sind für die Arbeit mit Seniorinnen und Senioren mit Presbyakusis nicht oder nur wenig hilfreich. Dies hat die Verfasserin bereits hinreichend in dem Kapitel "4. Hilfsmittel" dieser Arbeit beschrieben. Das heißt aber nicht, dass die Soziale Arbeit mit Seniorinnen und Senioren diesem Problem hilflos gegenüber steht.

## 10.1 Maßnahmen zur Verbesserung des (Wohn-) Umfelds

Soziale Arbeit beginnt meist erst, wenn die äußeren Bedingungen schon gegeben sind, dennoch läßt sich auch im nachhinein noch einiges verändern.

Die Verfasserin hat bereits mehrfach darauf hingewiesen, dass Menschen mit Presbyakusis vor allem im Störschall Schwierigkeiten mit dem Sprachverständnis haben. Um den Störschall zu minimieren gibt es einfache Möglichkeiten, die zudem das Wohlbefinden aller verbessern.

Vorhänge und Wandschmuck sorgen dafür, dass Räume weniger hallen und schaffen eine wohnlichere Atmosphäre.

Grünpflanzen wirken ebenfalls positiv auf die Raumakustik, allerdings nehmen diese dann auch viel Platz weg. In Pflegeheimen könnte dies ein Problem darstellen, wenn Handläufe verstellt werden oder die Gefahr besteht, dass Bewohner über die Pflanzgefäße stolpern.

Gänge, die nicht mit kahlen Wänden glänzen, sondern reichlich bebildert sind, helfen nicht nur die Akustik zu verbessern, sondern schützen auch vor Deprivation durch Reizarmut und helfen bei der Orientierung aller. Dies gilt verstärkt für die Stationäre Altenhilfe, aber auch für alle anderen Bereiche, in denen Seniorinnen und Senioren leben und verkehren.

Eine Kommunikation mit Schwerhörigen wird erleichtert durch gute Lichtverhältnisse, da die Betroffenen darauf angewiesen sind von den Lippen zu lesen oder das Mundbild brauchen, um das Verständnis zu verbessern. Es ist also auf ausreichende und gut platzierte Beleuchtung zu achten. Sie sollte weder blenden noch zu indirekt sein.
Gutes Licht dient nicht nur dem besseren Verständnis, sondern hilft, sich auch sicherer zu fühlen, weil herannahende Personen nicht gehört werden können.

Die Betroffenen sind auf den Sehsinn angewiesen. Letztlich wirkt eine gute Beleuchtung vitalisierend auf alle, schlechte Lichtverhältnisse wirken sich negativ auf das Wohlbefinden aus. Besonders in den Wintermonaten sind mögliche Folgen Müdigkeit und Antriebsschwäche.

## 10.2 Technische Hilfsmittel

Das wichtigste technische Hilfsmittel überhaupt ist ein gut angepasstes Hörgerät. Die Verfasserin hat bereits beschrieben, dass ein Hörgerät zwar nicht das normale Gehör wiederbringt, den Betroffenen aber durchaus gute Dienste leistet. Einen weiteren Hörverlust können sie nicht verhindern, aber unter Umständen verzögern. Über die Hörgeräte hinaus, die immer besser werden durch Digitalisierung, gibt es aber mittlerweile noch mehr hilfreiche Technik für Schwerhörige. In Wohnungen der Betroffenen muss die Verwendung von Lichtklingeln (das heißt, statt eines akustischen Signals wird ein Lichtblitz ausgesendet) überdacht werden. Eine Klingel mit tiefen Frequenzen und einer etwas erhöhten Lautstärke leistet im Seniorenbereich oft bessere Dienste. Der Hörsinn ist immer wach, der Sehsinn nicht. Seniorinnen und Senioren fürchten oft das Lichtsignal zu übersehen. Einen Kompromiss stellen Vibrationsmelder dar, wo durch das Betätigen der Klingel ein Vibrationsalarm ausgelöst wird. Ebenfalls mit Vibration arbeiten Wecker für Gehörlose und Schwerhörige.

Es gibt sowohl Armbanduhren mit dieser Zusatzfunktion als auch Decken und Matratzen.

Ein hilfreiche Entwicklung für Hörgeschädigte bieten moderne Telefone. Diese Geräte bieten nicht nur die Möglichkeitdie Lautstärke des Klingeltons zu variieren, sondern auch die Lautstärke des Hörers. Viele Seniorinnen und Senioren sind dadurch wieder in der Lage zu telefonieren.

Funkgesteuerte Kopfhörer bieten den Betroffenen die Möglichkeit fern zu sehen. Sie können die nötige Lautstärke auf den Kopfhörer legen ohne Mitbewohner und Nachbarn zu beeinträchtigen. Da sie keine Kabel mehr benötigen, ist im Gegensatz zu den Vorgängermodellen auch eine eventuelle Sturzgefahr ausgeschaltet.

Aufgabe der Sozialen Arbeit ist es in diesem Zusammenhang, die Seniorinnen und Senioren über bestehende Möglichkeiten aufzuklären und sie beim Gebrauch zu unterstützen. Häufig haben ältere Menschen große Hemmungen gegenüber technischen Geräten und meiden deren Nutzung. Sie müssen behutsam herangeführt und bei Problemen unterstützt werden, sonst landen technische Hilfsmittel, inklusive des Hörgerätes, gerne in einer Schublade.

## 10.3    Gesprächssituationen

In Einzelgesprächen mit Seniorinnen und Senioren mit Presbyakusis ist, neben den bereits genannten Maßnahmen, darauf zu achten, dass man sich stets der Gesprächspartnerin/ dem Gesprächspartner zuwendet. Nur dann hat jene/ jener die Möglichkeit das Mundbild mit einzubeziehen.

Die Sprache sollte möglichst ohne Dialekt sein. Einfache Sätze erleichtern das Verständnis erheblich, Schachtelsätzen können Schwerhörige kaum folgen. Die Aufmerksamkeitsspanne ist oft eingeschränkt, da bereits das Hören an sich einen aktiven Vorgang darstellt und deshalb einiges an Anstrengung verlangt. Im Rahmen dieses Buches geht es um die Arbeit mit Seniorinnen und Senioren, deren Konzentration ist meist altersbedingt eingeschränkt. Die Dauer eines Gespräches sollte deshalb begrenzt sein und die Seniorin/ den Senioren nicht überfordern.

Nicht zu vernachlässigen ist in der Arbeit mit Seniorinnen und Senioren die Wahl des Vokabulars. Viele können mit der heute gebräuchlichen Umgangssprache nicht viel anfangen. Die Verwendung von Anglizismen und neuen Wortschöpfungen verbietet sich im Umgang mit Seniorinnen und Senioren mit Hörschwierigkeiten um so mehr.

Die Sprechgeschwindigkeit sollte nicht zu schnell sein, aber auch nicht unnatürlich langsam. Übermäßig lautes Sprechen oder gar Schreien helfen nicht beim Verständnis, erschweren es im Gegenteil noch, weil die Sprachmelodie komplett verloren geht. Ein großer Teil des Sprachverständnisses geschieht über die Gestik und Mimik, diese verändern sich durch besonders lautes oder angestrengtes Sprechen.

Hintergrundgeräusche sind nach Möglichkeit auszuschließen. Eine Unterhaltung vor laufendem Radio oder einem Computerdrucker in Betrieb erschweren die Kommunikation ganz erheblich.

Je größer eine Gruppe ist, umso schwerer wird es für die Schwerhörige/ den Schwerhörigen. Jede Person in einem Raum erhöht bereits durch die pure Anwesenheit den Störschall, durch Husten, Stuhlknarren, Rascheln und andere Geräusche. Kommen dann noch Essengeräusche dazu, wie das Umrühren in einer Kaffeetasse oder das Beißen in knuspriges Brot, das Abstellen eines Glases, etc. so erschwert dies ein Gespräch zusätzlich.

Gruppen an denen Hörgeschädigte teilnehmen, sollten aus diesen Gründen möglichst klein gehalten werden und das gemeinsame Einnehmen einer Mahlzeit idealerweise von einer Gesprächspause begleitet werden.

Alle Gruppenmitglieder sollten die Möglichkeit haben, sich während der gesamten Zeit gegenseitig deutlich ansehen zu können. Nebengespräche und Nebengeräusche sind so weit wie irgend möglich zu vermeiden.

Um sicher zu gehen, dass alle Beteiligten alle wichtigen Informationen, wie zum Beispiel Termine, erhalten haben, ist es hilfreich, zusätzlich noch schriftliche Informationen zu geben. Dies kann in Form von Handzetteln, Flipcharts, aber auch Overheadfolien oder Powerpoint- Präsentationen geschehen. Auf eine ausreichend große und leserliche Schrift und übersichtliche Gliederung ist zu achten

Bei Gesprächsrunden ist eine Moderation notwendig, die gut darauf achtet, dass auch jeder der Beteiligten gut hört was gesprochen wird. Eventuell muss die Gesprächsleiterin/ der Gesprächsleiter auch Gesagtes wiederholen, wenn zu leise gesprochen wurde oder Nebengeräusche gestört haben.

Die Moderation solcher Gesprächsrunden stellt hohe Anforderungen an die Moderatorin/ den Moderator, weil dafür Sorge getragen werden muss, dass der Gesprächsfluss erhalten bleibt und dennoch alle Beteiligten daran partizipieren können.

## 10.4 Unterstützung beim Umgang mit der Schwerhörigkeit

Altersschwerhörigkeit ist ein negativ besetzter Begriff. Assoziationen von Greisen mit Hörrohr und nachlassenden geistigen Fähigkeiten werden geweckt.

Die Schwerhörigkeit wird als Ausgrenzung erlebt, Scham und Ängste sind häufige Folgen. Aufgabe der Sozialen Arbeit ist es, die Betroffenen dabei zu unterstützen mit dem Hörverlust umzugehen und ihnen zu helfen selbstbewußt mit ihrer Behinderung zu leben. Hierzu gehört in erster Linie der offene Umgang mit der Schwerhörigkeit.

In der Regel reagieren die meisten Menschen recht verständnisvoll, wenn sie wissen, dass ihr Gegenüber schlecht hört. Die Hemmschwelle, über die Einschränkung zu sprechen, wird mit der Anzahl der positiven Erfahrungen immer kleiner. Schwerhörigkeit weitet sich zu einer Volkskrankheit aus, die bereits viele junge Menschen betrifft. Die Wahrscheinlichkeit jemandem gegenüber zu stehen der selbst schlecht hört, wächst also.

Der positive Umgang mit der Schwerhörigkeit wird erleichtert durch umfassende Informationen zu Hilfsmöglichkeiten. Soziale Arbeit hat hier die Aufgabe zu beraten und zu unterstützen. Dazu ist ein fundiertes Wissen notwendig. Außer den bereits genannten Hilfen haben Hörgeschädigte zum Beispiel auch Anspruch auf Dolmetscher im Umgang mit Ämtern oder Gerichten.

Im Falle der Altersschwerhörigen werden dies in der Regel Schriftdolmetscher sein, die das Gesagte niederschreiben und lesbar machen. Gebärdendolmetscher und Dolmetscher für LBG und LUG kommen, aus bekannten Gründen, in der Regel nicht in Frage.

Radio und Fernsehen dienen nicht nur der Unterhaltung, sondern auch der Information. Menschen die darauf nicht mehr zurückgreifen können sind auf andere Quellen angewiesen. Das scheint logisch, dennoch scheuen einige Seniorinnen und Senioren die Investition eines Zeitungsabonnements. Einrichtungen der Seniorenhilfe sollten deshalb auch den Zugang zu einer Tageszeitung ermöglichen.

## 10.5 Altersschwerhörigkeit und Pflege

In der Arbeit mit Seniorinnen und Senioren ist auch an eine entsprechende Beratung im Pflegebereich zu denken. Die Kommunikation ist erschwert und dauert entsprechend länger, was auch in der notwendigen Pflegezeit Niederschlag finden muss und somit, gegebenenfalls, auf die Berechnung einer Pflegestufe.

Die Verfasserin hat bereits darauf hingewiesen, dass die Altersschwerhörigkeit in der Ausbildung der Altenpflegerinnen und Altenpfleger kaum vorkommt.

Häufig beschränkt sich der Lehrstoff auf die Pflege der Hörgeräte und einfache Kommunikationsregeln im Umgang mit Seniorinnen und Senioren mit Hörschädigung.

Die psychosoziale Situation der Menschen mit Presbyakusis und die möglichen Folgen zu beachten, genau hinzusehen und geeignete Maßnahmen zur Integration vorzunehmen, all dies sind Aufgaben der Sozialen Arbeit.

Wenn Seniorinnen und Senioren einen verwirrten Eindruck machen, kann ein Besuch bei HNO und Hörgeräteakustikerin/ Hörgeräteakustiker nötig und hilfreich sein.

Die Gestaltung der Räume, in denen Seniorinnen und Senioren sich bewegen, liegt häufig beim Sozialen Dienst. Hier sind die Grundregeln für die Umgebung Schwerhöriger zu beachten.

## 10.6 Entspannungsübungen

Das Hören mit Presbyakusis ist ein aktiver Vorgang und für die Betroffenen oft sehr anstrengend. In Verbindung mit den bereits genannten Schwierigkeiten stehen die Menschen oft unter großer Anspannung. Sie sind stets auf der Hut, um nur ja nichts zu verpassen und nicht außen vor zu stehen.

Sie werden nicht mehr durch das Gehör vor herannahenden Personen gewarnt, deshalb fällt es ihnen meist schwer sich zu entspannen. Zum Vergleich sei die Situation genannt, wenn man mit geschlossenen Augen Musik über Kopfhörer hört. Wird man von einer anderen Person laut angesprochen oder berührt erschrickt man sehr. Adrenalin wird ausgeschüttet, der gesamte Organismus kommt unter Stress.

Dieser Dauerstress hat Auswirkungen auf das Immunsystem, das Herz- Kreislauf- System, das vegetative Nervensystem und so weiter. Das subjektive Wohlbefinden ist eingeschränkt, es drohen zusätzlich Erschöpfung und Depression.

Ein häufiger Nebeneffekt der Hörschwäche ist eine veränderte Körperhaltung. Das "bessere" Ohr wird zugewandt, es kommt zu Schief- und Fehlhaltungen und den daraus folgenden Verspannungen.

Viele Seniorinnen und Senioren reagieren positiv auf die "Progressive Muskelrelaxation nach Jakobson". Bei dieser Entspannungstechnik werden zunächst verschiedene Muskelpartien bewußt angespannt und dann gelockert. Ältere Menschen können mit dieser Form häufig besser umgehen als beispielsweise mit Yoga und Autogenem Training.

## 10.7 Wer nicht hören kann muss fühlen

Eine weitere Form der Entspannung, aber auch Prophylaxe sensorischer Deprivation, sind Massagen und Aromatherapien.

Bereits ganz am Anfang dieser Arbeit hat die Verfasserin Helen Keller zitiert die sagte, dass Blindheit von den Dingen, Taubheit von den Menschen trenne würde. Eine Verbindung zum anderen Menschen kann über den Körperkontakt, durch eine Massage wieder hergestellt werden.

Die Berührungsreize auf der Haut sind nicht nur wohltuend und entspannend, sie stimulieren, helfen sich selbst und den eigenen Körper wieder besser wahrzunehmen. Eine einfache Handmassage reicht oft schon aus.

Berührungen können eine Brücke zum Schwerhörigen darstellen. Eine leise Berührung an der Schulter kann als Gesprächsbeginn dienen, um die ungeteilte Aufmerksamkeit auf sich zu ziehen.

Der Umgang mit Düften und Aromen ist zwar mit Vorsicht zu genießen, aber ein sorgsamer Umgang (im Idealfall unter Berücksichtigung der Biografie) kann entweder anregend oder entspannend wirken, je nach Bedarf.

Gemeinsames Kochen regt gleich mehrere Sinne auf einmal an. Neben optischen, olfaktorischen und gustatorischen Eindrücken werden auch noch haptische Reize vermittelt, durch die Berührung und Verarbeitung der Lebensmittel. Neben der Verbesserung des subjektiven Wohlbefindens hat das Kochen noch viele andere positive Effekte, die in der Arbeit mit Seniorinnen und Senioren großen Nutzen bringen, auf die aber die Verfasserin im Rahmen dieses Buches nicht weiter eingehen möchte.

Wer bereits in einer Diskothek oder einem Konzert neben einem Lautsprecher stand weiß, dass Schall spürbar ist. Auch mit geringerer Lautstärke kann dies erreicht werden, beispielsweise anhand des Felles einer Trommel. Sehr gut eignet sich auch die sogenannte "Oceandrum". Es handelt sich hierbei um eine Art Handtrommel auf deren Fell eine große Anzahl kleiner Stahlkügelchen hin und her rollen. Das entstehende Geräusch gleicht dem Rauschen des Meeres, daher der Name. Das Rauschen ist auch für mittelgradig Schwerhörige noch gut wahrnehmbar, die Vibrationen bieten zudem ein sensorisches Erlebnis für hochgradig Schwerhörige und Ertaubte.

Optische Reize durch die Verwendung von Farben beim Malen, aber auch bei der Gestaltung der Räume wirken prophylaktisch Deprivationserscheinungen entgegen.

Der Phantasie sind keine Grenzen gesetzt, die verbliebenen Sinne (nicht nur) hörgeschädigter Seniorinnen und Senioren anzuregen.

# XI   Zusammenfassung/ Resümee

Im Rahmen dieses Buches hat die Verfasserin sich gleich an zwei Randgebiete herangewagt.

Soziale Arbeit mit Seniorinnen und Senioren ist eine relativ junge Disziplin. Seniorenarbeit, vor allem in der Stationären Altenhilfe, ist häufig entweder Sache von Pflegekräften und Gerontologen oder aber von Ehrenamtlichen, Angehörigen, Kirchengemeinden und anderen Laienhelfern. Erst seit kurzer Zeit geschieht ein Umdenken.

Die Schlagworte der Pflege lauteten bis in die neunziger Jahre hinein "trocken, sauber, satt". Nicht zuletzt durch den demographischen Wandel in unserer Gesellschaft setzt sich zunehmend eine andere Philosophie durch.

Durch die steigende Lebenserwartung ändert sich die Arbeit mit Seniorinnen und Senioren auch inhaltlich. Zwischen dem Ende der Berufstätigkeit und dem Lebensende bleibt immer mehr Zeit. Eine Zeit, die mit ihren Umbrüchen ähnlich turbulent wie die Pubertät sein kann. Tatsächlich haben Menschen auch in dieser Lebensphase wieder rasante physische und psychische Veränderungen zu verarbeiten.

Soziale Arbeit mit Seniorinnen und Senioren bietet ein Arbeitsfeld, das abwechslungsreicher und vielfältiger nicht sein könnte. Da es ein relatives neues Feld ist, gibt es noch viel Raum für Pionierarbeit.  Neue Techniken und Methoden, Theorien und Ansätze können und müssen entwickelt werden. Die fachliche Auseinandersetzung mit dem Alter und den verbundenen Prozessen hat erst begonnen. Altersschwerhörigkeit ist nur ein kleines Beispiel für die Möglichkeiten der theoretischen Auseinandersetzung. Wenn es um das Alter und altersbedingte Beschwerden und Probleme geht, erlebt man häufig ein Achselzucken und den Hinweis, dass das Alter nun mal seinen Tribut verlangt. Die Verfasserin möchte mit ihrer Arbeit zeigen, dass auch vermeintlich selbstverständliche Fakten hinterfragt werden müssen. Eine häufige Reaktion auf den Titel dieser Arbeit war die Frage nach dem Sinn. Alte Menschen hörten nun mal schlecht und da könne man nichts machen.

Altersschwerhörigkeit ist tatsächlich nicht heilbar, aber es gibt viele Möglichkeiten, die es den Betroffenen erleichtern damit zu leben. Ohnehin ist eines der Hauptziele Sozialer Arbeit mit Seniorinnen und Senioren, die Lebensqualität zu verbessern und möglichst bis in den Tod hinein auf hohem Niveau zu erhalten. Durch die Anwendung der in dieser Arbeit genannten Techniken und Methoden ist mindestens eine Etappe zu diesem Ziel gesichert.

An dem kleinen Beispiel möchte die Verfasserin auch Mut machen komplexere Probleme anzugehen und hofft, dazu einen kleinen Beitrag geleistet zu haben.

*Altern und Sterben gehören zum Leben dazu,*
*aber auch die Alten und die Sterbenden.*

**Blankenhahn,** Rudolf (1992). Schwerhörige Patienten. In Schiefele, Josefa; Staudt, Ilse; Dach, M. Margarete. Praxis der Altenpflege. 6. erweiterte Auflage. München; Wien; Baltimore: Urban und Schwarzenberg

**Boyes Braem,** Penny (1995). Einführung in die Gebärdensprache und ihre Erforschung. 3. Auflage, 4.-5. Tsd.. Hamburg: Signum- Verlag. In Internationale Arbeiten zur Gebärdensprache und Kommunikation Gehörloser; Band 11

**Brüser,** Elke (2005).Wieder besser hören. Düsseldorf: Stiftung Warentest Verbraucherzentrale Nordrhein- Westfalen

**Decker-** Maruska, Mechthild; Kratz, Bernd. Der hörgeschädigte ältere Mensch im Pflegealltag. 2008. Die Schwester Der Pfleger 47. Jahrgang 01/08, Seite 32- 35

**Erdmann,** Rolf; Biel, Peter; Pfeiffer, Karin (2008). Hörgeschädigte Senioren; Eine Informationsschrift für Behörden und Ämter, Träger von Heimen, Krankenhäusern, Pflegekräfte und Betroffene. DSB- Ratgeber Nr. 10, 5. Auflage

**Gunzelmann,** Thomas; Oswald, Wolf D.(2005). Gerontologische Diagnostik und Assessment. Stuttgart: Verlag W. Kohlhammer

Gutzmann, Hans; Zank, Susanne (2005). Demenzielle Erkrankungen; Medizinische und psychosoziale Interventionen. Stuttgart: Verlag W. Kohlhammer

**Hamann,** Karl- Friedrich; Schwab, Werner (1991). Schwerhörigkeit: Störung der zwischenmenschlichen Kommunikation; Ursachen, Diagnose und Behandlung; hörverbessernde Operationen und Hörgeräteversorgung. Stuttgart: TRIAS Thieme Hippokrates Enke

**Heller,** Andreas; Heimerl, Katharina; Stein, Husebo (Hrsgb.) (2007). Wenn nichts mehr zu machen ist, ist noch viel zu tun, wie alte Menschen würdig sterben können. 3. erweiterte Auflage. Freiburg im Breisgau: Lambertus Verlag

**Hesse,** Gerhard; Schaaf, Helmut (2005). Schwerhörigkeit und Tinnitus. 2. Auflage. München; Wien: Profil Verlag

**Höwler,** Elisabeth (2007). Gerontopsychiatrische Pflege: Lehr- und Arbeitsbuch für die Altenpflege. 3. aktualisierte Auflage. Hannover: Schlütersche Verlagsgesellschaft mbH & Co KG, Brigitte Kunz Verlag

**Howe,** Jürgen u.a. (Hrsg.) (1988). Lehrbuch der psychologischen und sozialen Alternswissenschaft. Band1: Grundlagen. Heidelberg: Roland Asanger

**Howe,** Jürgen u.a. (Hrsg.) (1990). Lehrbuch der psychologischen und sozialen Alternswissenschaft. Band2: Psychosoziale Probleme älterer Menschen. Heidelberg: Roland Asanger

**Howe,** Jürgen u.a. (Hrsg.) (1991). Lehrbuch der psychologischen und sozialen Alternswissenschaft. Band3: Hilfe und Unterstützung für ältere Menschen. Heidelberg: Roland Asanger

Sonderausgabe Pschyrembel; Klinisches Wörterbuch. 257. Auflage (1994). Hamburg: Nikol Verlagsgesellschaft mbH

**Köther,** Ilka; Gnamm, Else (Hrsg.) (1993). Altenpflege in Ausbildung und Praxis. 2. Auflage. Stuttgart; New York: Thieme

**Kränzle,** Susanne; Seeger, Christa; Schmid, Ulrike (2006). Palliative Care. Handbuch für Pflege und Begleitung. Heidelberg: Springer Medizin Verlag

**Martin,** Mike; Kliegel, Matthias (2008). Psychologische Grundlagen der Gerontologie. 2. Auflage. Stuttgart: Verlag W. Kohlhammer

**Müller,** Wenzel (2002). Besser hören; Schwerhörigkeit, Leben mit dem Hörverlust, Hörgeräte: Typen und Preise. Herausgeber: Verein für Konsumenteninformation, Wien. Stuttgart: S. Hirzel Verlag

**Niederfranke,** Annette; Lehr, Ursula M.; Oswald, Frank; Maier, Gabriele (Hrsg.) (1992). Altern in unserer Zeit; Beiträge der IV. und V. Gerontologischen Woche am Institut für Gerontologie, Heidelberg. Heidelberg; Wiesbaden: Quelle & Meyer Verlag

**Oswald**, Wolf; Lehr, Ursula; Sieber, Cornel; Kornhuber, Johannes (Hrsg.) (2006). Gerontologie. Medizinische, psychologische und sozialwissenschaftliche Grundbegriffe. 3., vollständig überarbeitete Auflage. Stuttgart: Verlag W. Kohlhammer

**Reiman**, Helga, Reimann; Horst (Hrsg.)(1994). Das Alter. Einführung in die Gerontologie. 3. neu bearbeitete Auflage. Stuttgart: Enke Verlag

**Schiefele**, Josefa; Staudt, Ilse; Dach, Dr. phil. M. Margarete (1992). Praxis der Altenpflege. 6., erweiterte Auflage. München, Wien, Baltimore: Urban & Schwarzenberg

**Schramek**, Renate (2002). Alt und schwerhörig?. Hörgeschädigtengeragogik- eine rehabilitativ orientierte Bildungsarbeit, Oberhausen: Athena

**Seidler**, Harald (1996). Schwerhörigkeit. Ursachen, Diagnostik, Therapie, Hörgeräteversorgung, Heidelberg: Verlag Kaden R.

**Siegel**, Gudrun (1997). Kommunikation mit Händen und Körper. Lautsprachunterstützende Gebärden von Makaton. Mainz

**Skiba**, Alexander (1996). Fördern im Alter, Integrative Geragogik auf heilpädagogischer Grundlage. Bad Heilbrunn: Klinkhardt

**Tesch- Römer**, Clemens (2001). Schwerhörigkeit im Alter. Belastung, Bewältigung, Rehabilitation. Median- Verlag von Killisch- Horn GmbH

**Tews**, Hans Peter (1979). Soziologie des Alterns. 3., neu bearbeitete und erweiterte Auflage. Heidelberg: Quelle und Meyer

**Wahl**, Hans- Werner; Heyl, Vera (2004). Gerontologie- Einführung und Geschichte. Stuttgart: Verlag W. Kohlhammer

**Walter**, Ulla; Flick, Uwe; Neuber, Anke; Fischer, Claudia; Schwartz, Friedrich- Wilhelm (2006). Alt und gesund?. Altersbilder und Präventionskonzepte in der ärztlichen und pflegerischen Praxis. Wiesbaden: VS Verlag für Sozialwissenschaften/ GWV Gachverlage GmbH

**Wisotzki**, Karl Heinz (1996). Altersschwerhörigkeit; Grundlagen- Symptome- Hilfen. Stuttgart, Berlin, Köln: Verlag W.Kohlhammer

**Wissler,** Gerhard M. (2008). Wenn die Ohren müde werden; Selbstsicher und aktiv leben mit Hörschwäche. München: Kösel Verlag

**Witterstätter,** Kurt (1997). Soziologie für die Altenarbeit. 11., überarbeitete und ergänzte Auflage. Freiburg im Breisgau: Lambertus

**Woll- Schumacher,** Irene (1980). Desozialisation im Alter. Stuttgart: Enke Verlag

**Woog,** Astrid (2006). Einführung in die Soziale Altenarbeit, Theorie und Praxis. Weinheim und München: Juventa Verlag

## Internetadressen

**www.schwerhoerigen-netz.de/**MAIN/ratgeber.asp?inhalt=10 (22.05.2008)

**Wenzel,** Silvio (2004). Der McGurk- Effekt. http://www.wdr.de/tv/quarks/ sendungsbeitraege/2004/1123/002_sprache.jsp    Stand    23.11.2004. (22.05.2008)

**Skiba,** Alexander (2001). Implementierung Sozialer Arbeit in der stationären Altenhilfe- ein Praxisbericht. in Zeitschrift Theorie und Praxis in der Sozialen Arbeit. Ausgabe 12/2001. Online auf: http://www.tup-online.com/media/md2687D.pdf (13.11.2008)

**Richter,** Eva (2003). Demenz und Schwerhörigkeit. Möglichkeiten gezielter pflegetherapeutischer Maßnahmen in der ganzheitlichen Pflege und Betreuung von schwerhörigen an Demenz Erkrankten. Facharbeit im Rahmen der Fachweiterbildung „Gerontologische Pflege". Hannover auf: http://www.schwerhoerigen-netz.de/RATGEBER/FACHARBEITEN/100/ demenz_schwerh.pdf (13.11.2008)

**Geragogik**-Wikipedia auf http://de.wikipedia.org/wiki/Geragogik (13.11.2008

## Danksagung

An dieser Stelle bedanke ich mich bei meinem Mann, *Thomas Gurr*, für die Unterstützung in Form von Ausflügen mit unseren Söhnen *Simon und Quirin* kurz vor dem Abgabetermin. Sowohl während des Schreibens dieser Arbeit, als auch beim Schreiben des neuen Buches, an dem ich bereits sitze, hat er mich immer wieder ermuntert weiter zu machen.

Ich danke meiner Schwester, *Natalie Moreira, für das Korrekturlesen.*

Ich danke *Prof. Dr. Clemens Dannenbeck,* der als Erstkorrektor meiner Diplomarbeit entscheidend dazu beigetragen hat, dass ich den Mut zur Veröffentlichung gefunden habe.

Den meisten Dank allerdings verdient meine Freundin *Martina Fremuth* (Diplom Kommunikationswirtin, Diplom Sozialpädagogin), ohne sie wäre dieses Buch nie erschienen. Sie zeichnet verantwortlich für das Layout dieses Buches. Ohne sie hätte mich oft der Mut verlassen weiter zu machen.

Freising, im Juli 2009